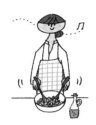

低醣餐桌

花椰菜飯
瘦身料理

63道 〔低醣食譜〕 × 〔美味套餐〕 × 〔快速料理〕 瘦身又減脂、能持續下去的食譜

城西大學藥學部教授、藥學博士
金本郁男〔專業監修〕

專業料理家、營養師
石川美雪〔料理示範〕

婁愛蓮〔翻譯〕

Contents

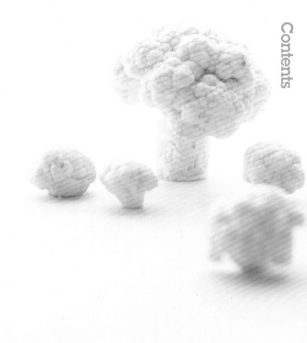

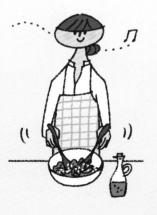

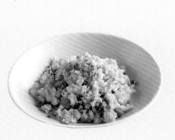

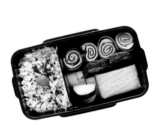

Part 03

是主菜也是配菜！

又健康又有份量的米沙拉

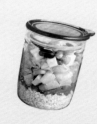

Part 04

吃得過癮又不會有罪惡感！

有飽足感又熱呼呼的飯食單品

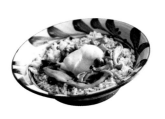

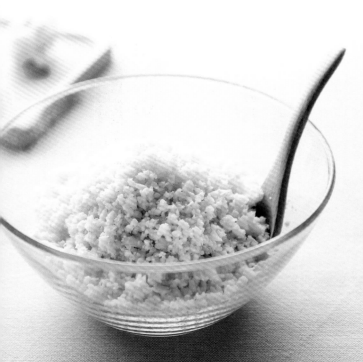

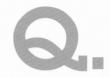

Q.

What's cauliflower rice?

"什麼是「花椰菜飯」？"

A. 看起來和一般白飯沒兩樣，卻是低醣又低卡。

控制米飯、麵包等醣類攝取的節食方法效果明顯，很多人都躍躍欲試。只不過，因為米飯向來是亞洲人的主食，所以也有不少人表示：「我超愛吃飯，要控制米飯的攝取量真的很難……」。好不容易下定決心要節食卻變成是種壓力，也有人因此半途而廢。

對於這些愛吃米飯的人，我推薦將花椰菜剁碎做成的花椰菜飯。將左頁的兩張照片拿來比較，花椰菜飯看起來就和白米飯沒什麼兩樣。然而，它的含醣量是白米飯的十六分之一，卡洛里也只有白米飯的六分之一。用它來代替白飯就好像是在吃白米飯一樣，所以也比較感覺不到「不能吃飯」的痛苦。

減醣效果最為明顯的一餐就是晚餐，一開始請試著用花椰菜飯來取代晚餐的白飯。其他菜餚的部份完全照常即可。在毫無壓力的狀況下，低醣飲食應該就能夠持之以恆地實行了。

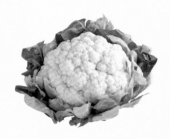

大家一起學

靠花椰菜飯進行

沒有壓力的低醣飲食

「花椰菜飯」不僅能瘦身，還可防癌、預防高血壓及糖尿病，而今，已經在全世界都掀起話題。因為看起來就和白飯一樣，所以這種節食方法尤其適合亞洲人。

【花椰菜飯】　　　　　【白飯】

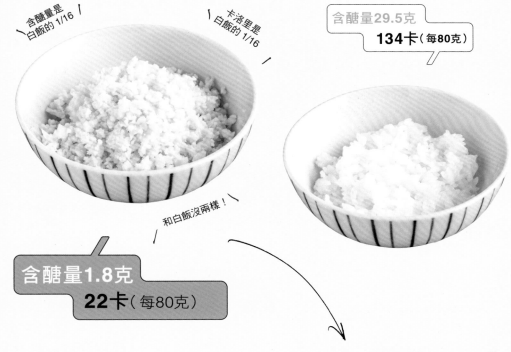

含醣量是
白飯的 1/16

卡洛里是
白飯的 1/16

含醣量29.5克
134卡（每80克）

和白飯沒兩樣！

含醣量1.8克
22卡（每80克）

這個超厲害！
花椰菜飯

以花椰菜飯當主食代替白米飯

以花椰菜飯做為晚餐主食的菜單範例。
看起來像白飯，但醣類和卡洛里的攝取量都下降了。

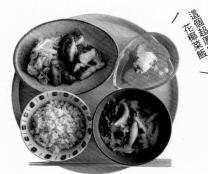

這個超厲害！花椰菜飯

☑ *Check!*

連減肥必須忌口的
菜色也可以吃

一般認為高醣、高卡洛里（熱量）的食物是減肥時的大忌，但如果用花椰菜飯當材料就無妨。蛋包飯、咖哩、炒飯等等都不用忌口。想吃卻不能吃的壓力是減肥時的大敵。改用花椰菜飯就可以減輕這些壓力。

如果是用花椰菜飯來製作，
就連蛋包飯也可以吃！ ▶ **P.76**

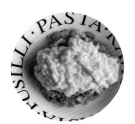

☑ *Check!*

沒有怪味，各種料理都合用

花椰菜沒有怪味，不論是用在日式、西式或中式料理都很對味。就算代替白飯直接配著菜餚吃，味道也很搭。而且它還可以和蔬菜或肉類一起烹調，也可以拌著沙拉一起吃，使用的範圍很廣。雖然生吃也很美味，但稍微加熱一下會比較好入口，而且大家都會吃得津津有味。

辣辣的墨西哥炒飯也可以
用花椰菜飯製作！ ▶ **P.74**

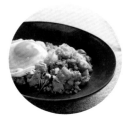

☑ *Check!*

花椰菜有助於減肥和美容，
而且效果極佳

花 椰菜有許多卓越的功效。它不只含醣量低，還含有豐富的鉀可以消除水腫，更富含人體容易缺乏的膳食纖維，有助改善便祕。

此外，花椰菜所含有的維生素 C 具有即使加熱也不易被破壞的特性，可以讓人在節食中保有好氣色。是瘦身、美容不可或缺的蔬菜。

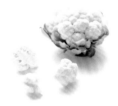

效果卓越的花椰菜，不吃實在可惜！詳情請參閱 ▶ **P.14**

☑ *Check!*

像米沙拉一樣，
感覺既健康又時尚

可 以一次吃到肉類、魚類和蔬菜的人氣沙拉也可以用花椰菜來製作。吃起來感覺像是米沙拉一樣，即使沒有主食也會很有飽足感。不僅健康，看起來還很時尚，想必一定可以強化節食的動力。請在網路社群裡發文，向周遭的人宣示自己節食的決心，取得大家的支持吧！

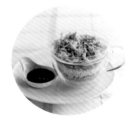

可以在網路社群裡吸引目光的沙拉。 ▶ **P.90**

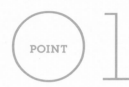

POINT

一旦醣類攝取過量就會造成血糖值急速竄升，變成脂肪

一旦攝取過量的米飯、麵包或麵食等醣類致使血糖值急速上升，胰臟就會分泌大量名為胰島素的荷爾蒙來因應。過度攝取的多餘醣類會透過胰島素轉變為脂肪，貯藏在身體中。這就是造成肥胖的原因。所以，減少醣類的攝取量、避免血糖值急速上升至關重要。也不用完全禁醣，只要減少醣類的攝取就可以看到節食後的成果。

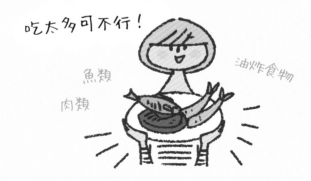

吃太多可不行！

魚類

肉類

油炸食物

大家一起學

請牢記！

執行低醣飲食的六大要點

不完全禁醣、只是減少醣類攝取的低醣飲食可以讓人毫不挫敗地持續下去，不易半途而廢，所以值得推薦。現在，就先為大家介紹低醣飲食的基本原理。

血糖值一旦急速上升就會很快感到饑餓，於是又會想吃東西

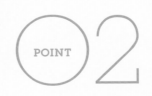

POINT 02

因 攝取過多醣類而急速上升的血糖值接著會快速下降。結果身體一會兒又會感到饑餓，又變得想吃東西。因此，低醣飲食的重點就是不讓血糖值忽高忽低，讓身體充份攝取醣類以外的肉類、魚類和蔬菜等等，「耐得住餓」。如此一來，用餐時就不會吃得太多，點心也可以省略不吃，要減肥就變得更容易了。

POINT 03

完全禁醣是難以持之以恆的原因。早餐的醣類攝取尤其必要

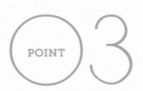

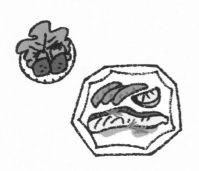

為 了儘快看到成果而完全禁醣，就短期而言的確能讓體重下降，但日積月累的壓力往往容易使人半途而廢。而且早餐完全不攝取醣類會讓身體無法產生透過進食而發熱的攝食生熱作用，反而會讓身體消耗的熱量變少。再者，如果在午餐時才開始一天的醣類攝取，血糖值會急速上升，反而會造成肥胖。所以在節食的時候早餐也要攝取醣類，份量大約比平常減少 30% 即可。

要注意蛋白質和油脂的量與質。卡洛里太多就瘦不下來

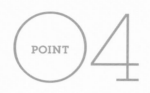

節 食過程中避免血糖值急速上升很是重要，但也要注意不能增加攝取的卡洛里。每天攝取的熱量如果比每天消耗的熱量多就瘦不下來。含醣量高的食物熱量也高，所以只要有所節制就可以看到成果。不過，如果反而攝取過多的肉類或魚類，或是油脂含量豐富的菜餚，攝取的卡洛里沒有減少，一樣還是不會變瘦。

Teach Me!
金本教授教教我！

....

Q. 你有「醣癮」的症狀嗎？

A. 血糖值快速上升、快速下降也會造成醣癮。

醣類是大腦不可缺少的營養素，所以一旦攝取醣類，大腦就會釋放出快樂物質多巴胺。一旦血糖值急速上升又急速下降，大腦就會出現醣類不足的戒斷症狀，很快就會變成渴望醣類的上癮狀態。只要控制醣類的攝取，讓血糖值緩緩上升，就不會對醣上癮。

尤其要節制的醣類食物是米飯、麵包和馬鈴薯。以減少平常的百分之三十為目標

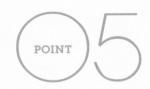

醣 類中又屬米飯、麵包和馬鈴薯這三種食物特別容易使血糖值快速上升，一定要儘量控制。一開始先以減少平常攝取量的百分之三十為目標。因為這樣就平常的飲食內容而言幾乎沒有改變，所以應該會比較容易持之以恆。和這三種食物相比，義大利麵或烏龍麵這類的食物比較不會讓血糖快速上升，所以如果能夠稍稍減少麵的用量並多放些配料，就算常吃也沒問題。如果因為控制醣類的攝取而覺得吃不過癮，就選擇含醣量少的豆腐、納豆或起司等蛋白質或蔬菜吧！

POINT 06 在攝取醣類之前建議可以先吃些生菜和水果

〔專業指導〕
金本郁男教授

城西大學藥學部教授（醫藥品安全講座）。藥學博士。也以藥劑師的觀點進行血糖控制的相關研究。指導的作品有『低醣瘦身！更健康！』（寶島社）等書。

含 醣量少而且膳食纖維含量豐富的蔬菜是不可或缺的食物。儘可能生吃，而且在攝取醣類之前吃可以抑制血糖值快速上升。此外，水果雖然也含有醣，卻較不容易使血糖值上升，所以只要不過量就無妨。水果中所含有的膳食纖維和維生素Ｃ是節食過程中需要攝取的營養素。建議大家不要把它當成飯後甜點，而是改在用餐前先吃，可以抑制進食後血糖值快速上升，避免攝取過多的醣類。

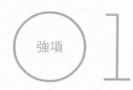

強項 **01**

維生素 B 群 可以促進代謝， 減肥效果卓越

花　椰菜中含有多種維生素 B 群。維生素 B 群主要的作用就是幫助碳水化合物、蛋白質、脂肪這三大營養素的代謝。尤其就泛酸的含量而言，花椰菜在蔬菜中更是數一數二的多。它在體內會轉變為輔酶 A，和維生素 B1 一起負責醣類的代謝。

花椰菜中的 維生素 B 群

維生素 B1
維生素 B2
維生素 B6
菸鹼酸
葉酸
泛酸（也稱作維生素 B6）
生物素（biotin，又稱維生素 H、維生 B7）

大家一起來

花椰菜就是這麼厲害！

不論是瘦身、美肌、解便祕、消水腫都很有效！

花椰菜飯可以達到低醣飲食的功效，花椰菜本身也富含對瘦身、美容、健康很有益處的營養素。它真的是很棒的蔬菜。

生的維生素 C 含量（每 100 公克）

花椰菜……………………81 毫克
檸檬（果汁）…………50 毫克
草莓…………………………62 毫克

水煮過後的維生素含量（每 100 公克）

花椰菜……………………53 毫克
綠花椰菜………………54 毫克

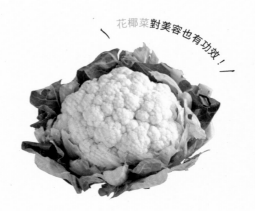

花椰菜對美容也有功效！

耐熱維生素 C 可以保持肌膚美麗、恢復疲勞、預防感冒

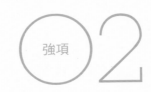

強項 02

花椰菜雖然是淺色蔬菜，但它的維生素 C 含量比檸檬或是草莓都還要多。而且它的維生素 C 具有耐熱的特性，即使加熱也不易流失，就算用水汆燙過也幾乎與綠花椰菜的含量相當。因為可以直接生吃，所以想多攝取維生素 C 的時候不要加熱會更有效果。它可以避免減肥時令人在意的肌膚粗糙及疲勞，還能預防感冒。

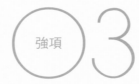
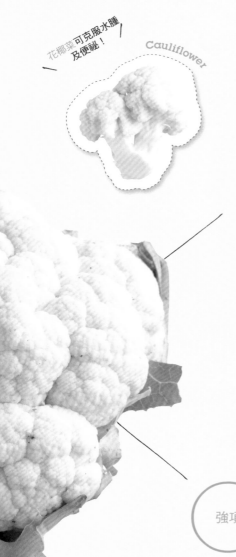

花椰菜可克服水腫及便祕！

Cauliflower

強項 03

鉀含量豐富，
可以消水腫、降血壓

鉀　和鈉都是維持細胞機能的成份，它們通常會相互調節，以維持在適當的濃度。如果吃了太多重口味的菜餚或餅乾，體內的鈉含量會過高，造成水腫或高血壓。這時花椰菜中含量豐富的鉀就可以幫助鈉排出體外，消除水腫。

強項 04

可以充份攝取
到人體缺乏的
膳食纖維

亞　洲人多從米飯中攝取身體所需的膳食纖維，但是在實行低醣飲食的過程中必須控制米飯的攝取量，往往容易造成膳食纖維攝取不足。這會導致便祕，讓體重減不下來。每 100 公克的花椰菜含有 2.9 公克膳食纖維，大約是一天所需攝取量的六分之一。而且它是不溶性膳食纖維，可以調整腸道環境，增加糞便的量，幫助排泄順暢。

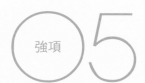

強項 05　含有多種抗氧化物質，可以抗老化、預防生病

花椰菜裡含有可以防止身體氧化、預防癌症或生活習慣病的抗氧化物質。其中，名為異構硫氰酸丙烯酯（Allyl isothiocyanate）的含硫化合物尤其具有抑制致癌物質的功效。此外，十字花科蔬菜所含的甲基烯丙基化三硫（MATS）可以預防動脈硬化等等。它們全都具有卓越的抗氧化作用，對於抗老化也很有效。

花椰菜對抗老化也很有效！

Cauliflower

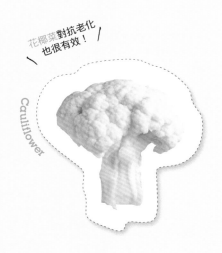

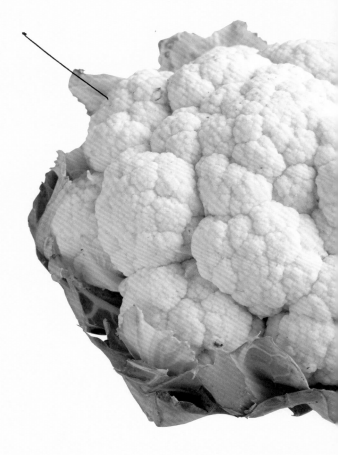

膳食纖維每天所需的攝取量

男性 20 公克／女性 18 公克

如果將一日三餐的主食換成是花椰菜飯的話，
就可以攝取到 7 公克的膳食纖維

▼ 備料

1.

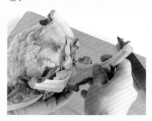

把葉子摘乾淨

用手把周圍的葉子摘乾淨。摘不掉的時候就用菜刀在葉子的根部劃一刀就可以輕鬆拔除。

2.

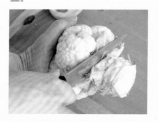

把莖部和花蕾分開

將莖部與花蕾的交接處用刀切開。花椰菜莖的營養素含量也很豐富，所以不要丟掉，要留著使用。

3.

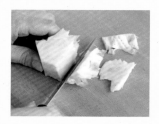

把莖部的邊邊修掉

莖部邊邊堅硬的部份用菜刀削掉，使用芯的部份。

▼ 準備工作

準備一顆
新鮮的花椰菜

台灣花椰菜的產季一般而言是每年的八月到隔年三月，不過因為不同的產地會有不同的採收期，所以一年四季都能買得到。如果放在冰箱裡可以保存二至三天。由於容易變色，所以建議還是儘早使用。

挑選的重點

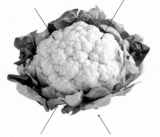

色白，手感沈甸甸的

花蕾緊密結實

葉子鮮嫩翠綠

莖部沒有孔洞，沒有變色

保存方法

**把葉子摘掉，
放入塑膠袋裡**

如果不是馬上要用就先把葉子摘乾淨，然後裝進塑膠袋裡保持水份，直立著放進冰箱裡冷藏。

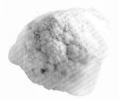

大家一起學

先一次做起來備用，輕輕鬆鬆！

花椰菜飯的作法

馬上就來動手製作花椰菜飯吧！要是有食物處理機的話很快就能搞定，不過只使用菜刀也可以完成。先一次做好保存起來，方便使用。

▼ 做成米飯的形狀

6.

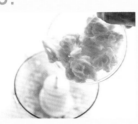

放進食物處理機切碎

將步驟 4 和步驟 5 的花椰菜放入食物處理機中，轉 2 到 3 次。機型不同程度也會不一樣，所以要視狀況稍加調整。量多的時候就分兩到三次處理。

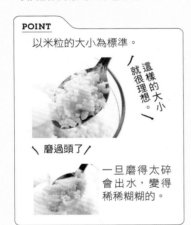

> **POINT**
> 以米粒的大小為標準。
>
> 就這樣的大小很理想。
>
> 磨過頭了
>
> 一旦磨得太碎會出水，變得稀稀糊糊的。

如果沒有食物處理機……

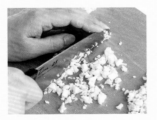

用菜刀切

用菜刀將花椰菜剁成米粒般大小。莖部和花蕾要盡可能切成一致的大小。

4.

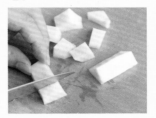

將莖切成小塊

將莖的部份縱切，切成 2 至 3 公分的塊狀。大小儘量統一。

5.

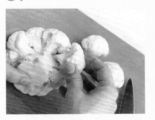

將花蕾分成小朵

在花蕾的根部用菜刀劃一下，用手掰開。如果直接用菜刀切，花蕾會四分五裂、不能成形。

剩下的莖也不要丟掉

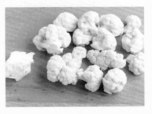

花蕾分成小朵之後剩下的莖也要留下來使用。像步驟 4 一樣切成小塊。

10.

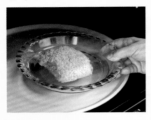

用微波爐加熱

花椰菜飯可以直接生吃，如果要加熱的話，就取用保鮮膜分裝的 80 公克的量直接微波一分三十秒。如果過度加熱會變得水水的，所以請以手動的方式調整微波的時間

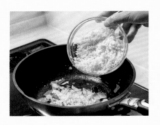

直接倒入

要翻炒或烹調的時候就將加熱好的花椰菜飯直接倒入煎鍋裡即可。

> **POINT**
>
> **要生吃或是加熱**
> **可以依個人喜好自由選擇**
>
> 生吃可以享受食物的鮮味，加熱可以減少蔬菜的生臭味，請依個人喜好選擇。用來製作沙拉時大約加熱個三十秒也會變得更好入口。冷凍的花椰菜飯建議可以用在快炒或烹煮時。

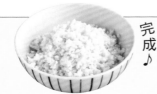

完成♪

7.

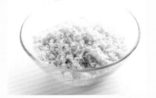

放進碗裡，淋上檸檬汁

將剁好的的花椰菜飯裝進碗裡，加入檸檬汁（市面販售的檸檬汁即可。也可用醋）混合均勻。

> **POINT**
>
> **加入檸檬汁可以防止變色。**
>
> 加入檸檬汁（或醋）可以保持花椰菜原本的白色。

8.

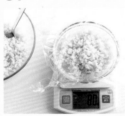

分裝成小袋

將花椰菜飯分裝成方便使用的量（80 公克），用保鮮膜包好。

9.

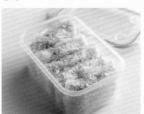

放入容器裡保存

裝進容器裡保存起來就不容易忘記。放入冰箱可以保存 2 到 3 天，放進冷凍庫則可以使用約一個禮拜的時間。

☑ Check!

用花椰菜飯來取代晚餐的白飯，一餐的量以八十公克為標準。

太 過勉強自己，硬把所有的主食都換成花椰菜飯，會很快感到厭煩，無法持久。一開始請先試試看一天吃一餐花椰菜飯，用它來代替晚餐的白飯吧！活動量較低的夜晚以花椰菜飯當主食會很快看到成果。而且隔天早上和中午就可以吃到醣類食物了，壓力也比較不易累積。

以花椰菜飯當主食。
菜餚的部份就正常吃吧！

☑ Check!

與帶有湯汁或是有裹醬汁的菜餚都很對味。

沒 有粘性、口感清爽的花椰菜飯和咖哩這類帶有湯汁的菜餚，或是照燒這種有裹醬汁的食物很搭。與醬料或醬汁拌著蔬菜做成米沙拉也很對味。雖然醬油、砂糖、味醂、番茄醬或沾醬這類調味料都含有大量的糖份，但如果是按一般的量正常使用是無妨的。食物好吃美味也是減肥成功的關鍵。

不使用奶油炒麵糊的健康取向咖哩最對味。▶ **P.60**

大家一起學

輕輕鬆鬆持之以恆！

花椰菜飯的食用技巧

以下要介紹將花椰菜飯融入日常飲食的方法。如何把花椰菜飯善加運用在各種場合，是減肥能否成功的關鍵。

☑ Check!

也可以和白飯搭配使用，運用它近似白飯的外觀。

怎 樣都少不了白飯的人，也可以利用花椰菜飯來減少白飯的攝取量，以相同的量來取代白飯。把白飯、花椰菜飯混在一起吃也很美味。因為乍看之下就和整碗白飯沒兩樣，所以也可以降低飯量減少、慾求不滿而產生的壓力。

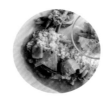

花椰菜飯和白飯的份量各半也 OK！

☑ Check!

先做好備用，等肚子有點餓的時候就可以吃。

花 椰菜飯的料理可以先多做一些放入冰箱裡保存二到三天。它不像白飯一樣會變硬，也不會出水。節食中的煩惱之一就是肚子有點餓的時候不知該吃什麼。好不容易努力節食，卻吃了醣類含量豐富的糕餅而前功盡棄。這種時候建議可以善加利用做好存放在冰箱裡的花椰菜飯料理。

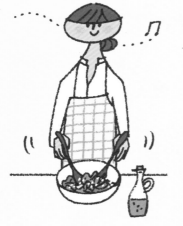

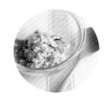

米沙拉是肚子有點餓時的最佳伙伴。▶ **P.100**

☑ Check!

晚餐外食的話就自備便當。

如果晚餐一直在外面吃、無法控制醣類攝取,建議午餐就吃以花椰菜飯為主食的低醣便當。用花椰菜飯代替白飯,配菜就和平常一樣準備肉類、魚類或蛋類以及蔬菜即可。如果善加利用搭配蛋白質或蔬菜的花椰菜飯料理,就算只有一道單品也可以吃得心滿意足。花椰菜飯即使冷掉了也不容易走味,是很適合帶便當的料理。

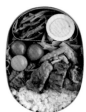

加了花椰菜飯的低醣便當。 ▶ **P.85**

☑ Check!

因為低醣,所以消夜吃也不易發胖。

加班很晚才回到家的時候如果像平常那樣吃不胖也難,而且空虛的用餐氛圍較容易累積壓力。像這種時候,花椰菜飯也可以派上用場。低醣、低卡,而且看起來就像白飯一樣。親切感十足的外觀也能滿足口腹之慾。能讓身體暖和的米湯或義大利燉飯尤其推薦。稍微煮一下很快就能上桌,這也是它適合做消夜的原因。

晚歸的夜裡也可以吃得很滿足! ▶ **P.82**

Teach Me!
金本教授教教我!

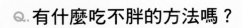

Q. 有什麼吃不胖的方法嗎?

A. 有個方法可以讓你吃同樣的東西卻不容易發胖。

不讓血糖值快速上升的進食順序依次是蔬菜沙拉→肉或魚類的菜餚→白飯等等的醣類食物。此外,用餐前三十分鐘喝一杯蔬菜汁(含豐富膳養纖維,除了蔬菜的醣份之外不另加糖)、牛奶(低脂鮮乳)或是優酪乳也很有效。這麼做不僅可以讓血糖值不易急速上升,還可以有飽足感,避免醣類的過量攝取。

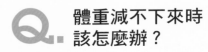

Q. 體重減不下來時
該怎麼辦？

Answer

檢視一下飲食的內容！
有可能是醣類以外的
食物吃太多了。

低 醣飲食的陷阱就是讓人誤以為除了醣類之外吃
什麼都沒關係。雖說低醣飲食建議攝取肉類、
魚類等蛋白質，但如果吃得太多就不好了。脂肪含量
豐富的肉類或炸物等高熱量食物一旦攝取過量就會瘦
不下來。此外，雖然低醣飲食也推薦像橄欖油這類對
身體有益的油脂，但因為它的熱量高，也是不宜過量。

Q. 有點餓的時候該
吃什麼好？

Answer

堅果、起司或優格等等。
吃一點晚餐的配菜也是
不錯的選擇。

這 種時候就吃一些含醣量少、營養價值高、少許
份量可以有飽足感的堅果、起司和優格吧！我
尤其推薦可以連皮一起的杏仁果，不過因為它的熱量
高，一天大概只能吃十顆左右（10公克，61卡）。如
果是晚餐前的話，先吃一點配菜可以減少飢餓的感覺。
也可以減緩飯後血糖值上升的速度。另外，果乾雖有
美容的效果，但含糖量高，最好儘量少吃。

大家一起學

避免挫折感的注意事項

讓減肥順利進行
的問與答

持續減肥的過程中難免會遇到一些關卡。
以下針對幾種比較容易產生挫折的狀況來
為大家解答。

Q. 可以喝酒嗎？

Answer

建議選擇不容易讓血糖值急速上升的紅酒。

日 本酒或啤酒的含醣量豐富。威士忌雖然含醣量是零，但酒精濃度和熱量都很高，所以最好不要喝太多。葡萄酒的含醣量少，紅葡萄酒尤其含有豐富的紅酒多酚，可以抑制血糖值的快速上升。另外，配酒的小菜也請選擇蔬菜或蛋白質這類含醣量低的食物。

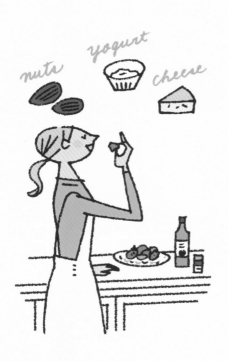

Q. 吃太多的時候該怎麼辦？

Answer

建議飯後三十分鐘到一個小時進行輕量運動。

盡 量一天量兩次體重，如果體重有增加，隔天就要比平常更注意控制醣類的攝取。另外，如果覺得自己吃太多的話，就在飯後進行三十分鐘左右、讓心跳速度加快的輕量運動，這樣可以避免血糖值急速上升。在高度十五至二十公分的踏階上以一分鐘四十下的頻率反覆上下，就可以讓心跳速度增加到每分鐘一百下，讓身體暖和起來。十分鐘的快走或是廣播體操也很不錯唷。

Q. 想吃甜點時該怎麼辦？

Answer

這種時候可以吃水果或是少量的西點蛋糕

水 果所含的果糖不易讓血糖值快速升高。我建議大家可以選擇像蘋果、橘子或是奇異果這類價錢實惠又容易買到的水果。不過，像是香蕉、鳳梨或香瓜這些容易讓血糖值急速上升的水果就要儘量避免。此外，因為西點蛋糕比日式糕點更能讓血糖值緩步上升，所以如果要吃的話就選西點蛋糕。只是不論是水果或是西點蛋糕，量都要有所節制才行。

Q. 花椰菜吃膩了該怎麼辦？

Answer

偶爾停止控制飲食，吃些愛吃的東西吧！

一直吃同樣的東西難免會覺得膩。這種時候就斷然休息一下，犒賞不斷努力的自己。吃吃自己喜愛的食物，釋放一下壓力，隔天再開始努力節食吧！重點是不要讓壓力一直累積才能夠持之以恆、堅持下去。買一些市面販售的低醣米飯、麵包和麵條來代替花椰菜飯，讓飲食內容多點變化才不會膩。

Q. 台灣花椰菜產季是何時？

Answer

一餐只用 **80** 公克，非常實惠。

花椰菜的價格和大小會隨著季節而不同。台灣已可全年栽培，在每年八月到隔年三月是台灣主要的產季，夏季多種於高冷地區，秋、冬可以用便宜的價格買到個頭較大的花椰菜。另外，如果市面上實在買不到白花椰菜的話，也可以從網路商店或是進口商店購買冷凍或是進口的花椰菜。

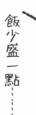

飯少盛一點

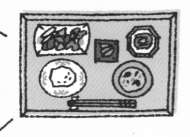

Q. 追求低醣的外食者要注意些什麼？

Answer

儘量選擇配料豐富的套餐組合。

儘量避免含醣量豐富的蓋飯或是單一品項，建議選擇可以吃得到多種菜色的套餐組合。可以的話，白飯的量減少的比平常再少一點吧！如果菜色單一的話，可以在吃飯前先點個沙拉吃，這樣一來血糖值就不會一下子竄高了。再者，點義大利麵的時候，要盡量選擇加有蛋白質或蔬菜等豐富配料的義大利麵，而不是像香蒜辣椒義大利麵這種配料少的品項。

「毫無痛苦地節食」卻能在
兩個月內減掉 5 公斤。

挑戰者：關真理子小姐（化名，155公分，60歲）

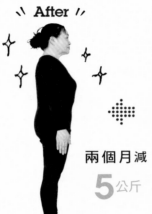
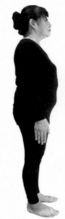

\\ After // Before

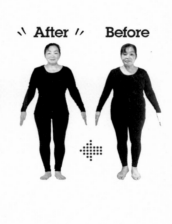

\\ After // Before

兩個月減

5公斤

61.4公斤	體重	66.4公斤
32.7%	體脂肪	37%
83cm	腰圍	89cm

減肥餐

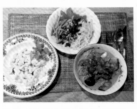

這是參考套餐變化的日式菜色。花椰菜飯也很適合搭配鋁箔紙烤鮭魚。煮過的花椰菜也可以加在味噌湯裡。

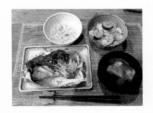

泰式咖哩和花椰菜飯是絕配。有時候花點心思改變一下花椰菜飯的大小就不容易吃膩。

減肥日誌

之前減肥大概都瘦個 3 公斤左右，但要再瘦下去就難了……。這次的減肥計劃已經持續兩個月了。我很愛吃麵食，所以都是在中餐減少份量或是吃無醣的麵條。然後晚餐就像平常一樣吃肉類、魚類和蔬菜，只是搭配的是花椰菜飯。在飲食習慣沒有改變、毫不勉強的情況下輕鬆節食，也許正是這次減肥計劃可以持之以恆的秘訣。

輕輕鬆鬆就變美了！

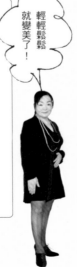

因為沒有「不能吃」的限制，所以在毫無壓力的情況下
一個半月減了 4.6 公斤。

挑戰者：西岡理美小姐（158 公分，39 歲）

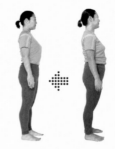

\\ After //　　Before

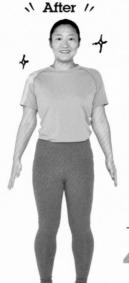

\\ After //

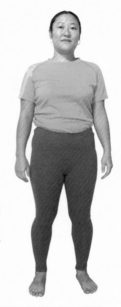

Before

一個半月減

4.6 公斤

59.0公斤	**體重**	**63.6公斤**
29.8%	**體脂肪**	34.3%
82cm	**腰圍**	89cm

減肥餐

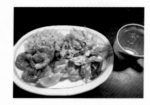

蒜香炒蝦是十分美味的一道單品（P.52）。用來搭配的起司口味沙拉醬，連小朋友都很喜愛。

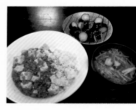

麻婆豆腐或咖哩這類帶有湯汁的菜餚很適合搭配花椰菜飯。因為配白飯也很美味，所以家人吃了也是讚不絕口。

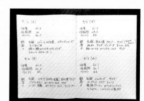

記錄每日體重、體脂、腰圍變化，以及早、中、晚三餐內容的減肥日誌。數字的變化對自己也有鼓勵的作用。

減肥日誌

我很愛吃，所以這個不「禁食」的減肥方法對我而言正合適。基本上只要實行低醣飲食，減少醣類的攝取就行了。我早上以一小碗白飯搭配味噌湯或配菜當早餐。花椰菜飯主要都是晚餐的時候派上用場。比如說麻婆豆腐蓋飯（P69），我自己吃的就照食譜做，而小朋友要吃的就用白飯搭配。可以和家人吃的一樣真是太棒了。因為沒有壓力，所以可以輕而易舉地減肥，在從事健走等運動的時候也變得更積極了。

裙子的腰圍變鬆了！

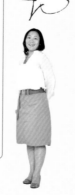

克服「強迫自己要努力」的壓力，
在兩個半月減掉 7.1 公斤。

挑戰者：蓬田洋美小姐（164公分，50歲）

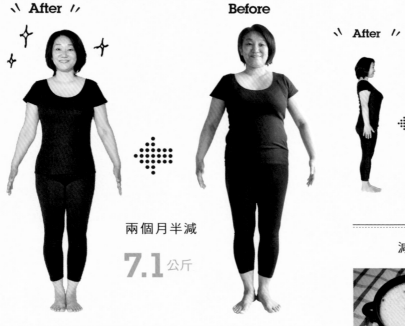

\\ After //   Before

 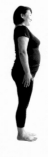

\\ After //   Before

兩個月半減

7.1 公斤

66.4 公斤	體重	73.5 公斤
35.8%	體脂肪	39.7%
81.8cm	腰圍	100cm

減肥日誌

剛開始的時候太過嚴苛，拼了命地努力禁醣。可是過了一個月左右身體變得很沒精神，壓力也越來越大，結果反而破戒，吃下了比平常更多的醣。因為了解到過分勉強自己根本難以維續，於是我開始在早餐和午餐的時候攝取醣類，只在晚餐的時候改吃花椰菜飯，控制醣類的攝取。一旦了解了自己身體的步調，體重就會自然而然地減下來了。

穿洋裝時，腰圍的線條也很順！

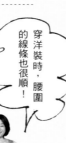

減肥餐

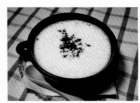

把花椰菜直接加入用豆漿作成的濃湯裡（P103），就成了一道可以暖胃的佳餚。

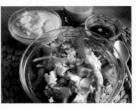

佐以燒肉的蔬菜沙拉。加了瘦肉、魚肉、豆腐等蛋白質的沙拉，吃起來更有口感。

分類	食品名稱	含醣量	熱量
米、麵包、麵	白米（白飯）	36.8 克	168 卡
	玄米（玄米飯）	34.2 克	165 卡
	吐司	44.4 克	264 卡
	烏龍麵（水煮）	20.8 克	105 卡
	拉麵（水煮）	27.9 克	149 卡
	蕎麥麵（水煮）	24 克	132 卡
	義大利麵（水煮）	30.3 克	165 卡
薯類	馬鈴薯	16.3 克	76 卡
	蕃薯	29.7 克	134 卡
蛋、大豆製品	豆腐（木棉豆腐）	1.2 克	72 卡
	納豆	5.4 克	200 卡
	豆漿	2.9 克	46 卡
	蛋	0.3 克	151 卡
乳製品	乳酪（加工）	1.3 克	339 卡
	優格（無糖）	4.9 克	62 卡
	牛奶	4.8 克	67 卡
肉類、魚類	雞胸肉（去皮）	0 克	121 卡
	雞腿肉（去皮）	0 克	138 卡
	雞絞肉	0 克	186 卡
	豬里肌肉（帶脂肪）	0.2 克	263 卡
	豬腰內肉	0.3 克	130 卡
	豬絞肉	0.1 克	236 卡
	牛腰肉（和牛肉，帶脂肪）	0.3 克	498 卡

大家一起來

碳水化合物、蛋白質、蔬菜、水果、調味料……

主要食品的含醣量以及熱量一覽表

事先了解平常吃的食物含有多少醣類以及多少熱量會更方便。如此一來在吃東西、烹調或是採買食物的時候心裡就能有個概念了。

分類	食品名稱	含醣量	熱量
水果	哈密瓜（露地栽培，綠色果肉）	9.9 克	42 卡
	鳳梨	12.5 克	53 卡
	奇異果（綠色）	11 克	53 卡
	柳橙（瓦倫西亞橙）	9 克	39 卡
	草莓	7.1 克	34 卡
	酪梨	0.9 克	187 卡
調味料	醬油（鹹）	10.1 克	71 卡
	味噌（米味噌，淡色）	17 克	192 卡
	砂糖（白）	99.2 克	38 卡
	鹽	0 克	0 卡
	醋（穀物釀造）	2 克	25 卡
	味醂（純）	43.2 克	24 卡
	醬（中濃）	29.8 克	132 卡
	番茄醬	25.6 克	119 卡
	美乃滋（蛋黃）	1.7 克	670 卡
	奶油（含鹽）	0.2 克	745 卡
	橄欖油	0 克	921 卡
	芝麻油	0 克	921 卡

＊含醣量以可食用部位的 100 公克為單位。若無特別標示即為生食。

＊上表引用『日本食品標準成分表二〇一五年版本（第七次修訂）』的數據。含醣量是以碳水化合物含量減去膳食纖維總量後計算而來。（源自編輯部）

分類	食品名稱	含醣量	熱量
肉類、魚類	牛菲力肉	0.3 克	223 卡
	牛絞肉	0.3 克	272 卡
	蝦（黑虎蝦）	0.3 克	82 卡
	鮭魚	0.1 克	138 卡
	鮪魚（油漬・魚片・薄鹽）	0.1 克	267 卡
蔬菜、菇類	洋蔥	7.2 克	37 卡
	高麗菜	3.4 克	23 卡
	白蘿蔔	2.7 克	18 卡
	紅蘿蔔	6.5 克	39 卡
	番茄	3.7 克	19 卡
	小黃瓜	1.9 克	14 卡
	茄子	2.9 克	22 卡
	青椒（綠色）	2.8 克	22 卡
	甜椒（黃色）	5.3 克	27 卡
	南瓜（日本南瓜）	8.1 克	49 卡
	牛蒡	9.7 克	65 卡
	綠花椰菜	0.8 克	33 卡
	萵苣	1.7 克	12 卡
	菠菜	0.3 克	20 卡
	鴻喜菇	1.3 克	18 卡
	杏鮑菇	2.6 克	19 卡
水果	香蕉	21.4 克	86 卡
	蘋果	14.3 克	61 卡

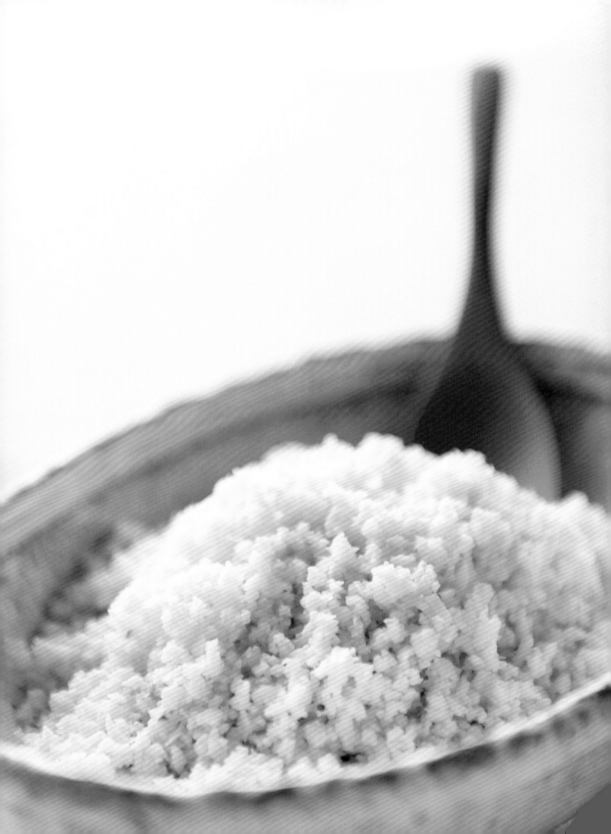

Part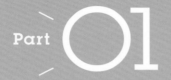

花椰菜飯的
減肥食譜

更換平常吃的白米飯！
適合搭配花椰菜飯
的套餐料理

花椰菜飯的應用千變萬化，它可以和對味的菜餚搭配，也可以
直接用來做菜。因為美味又可以吃得滿足，所以減肥計劃可以
在沒有壓力的情況下持之以恆。用花椰菜飯來取代白飯就可以
大幅降低醣類和熱量的攝取。以下就介紹幾道帶有湯汁或醬汁、
與花椰菜飯非常對味的菜色。

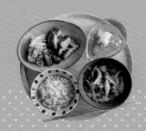
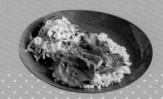
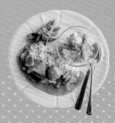

照燒雞肉套餐

〔一人份〕含醣量 23.4 公克／熱量 536 卡

味道甜甜辣辣的照燒醬與花椰菜飯也很對味。再佐以蔬菜的配菜和味噌湯就是份量十足的菜單。令人過癮的飽足感，完全不像在吃減肥餐。

配菜

鰻魚炒高麗菜

〔一人份〕
含醣量 **1.7** 公克／熱量 60 卡

主菜

照燒雞肉

〔一人份〕含醣量 **8.0** 公克／熱量 321 卡

配菜

番茄黃瓜沙拉

〔一人份〕
含醣量 **8.0** 公克／熱量 87 卡

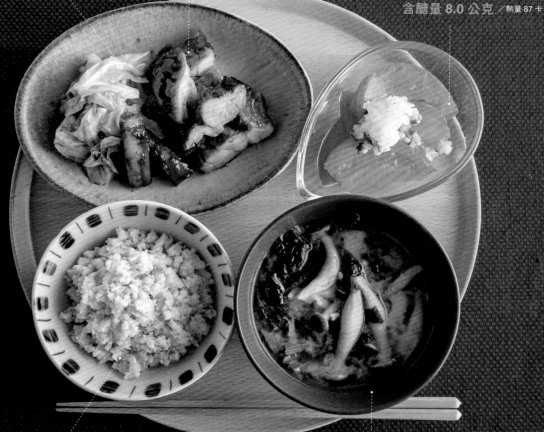

主食

花椰菜飯 80 公克

〔一人份〕含醣量 **1.8** 公克／熱量 22 卡

可以生吃或放入微波爐中加熱一分三十秒。

湯品

菠菜鴻喜菇味噌湯

〔一人份〕含醣量 **3.9** 公克／熱量 46 卡

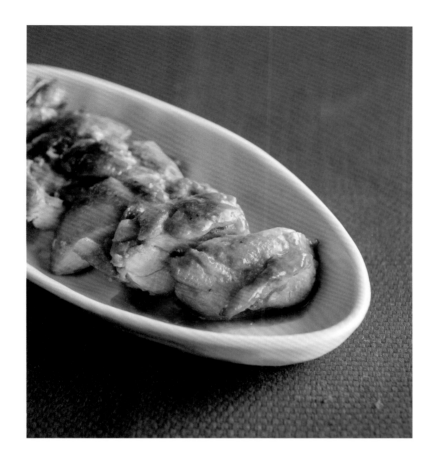

雞肉是低醣質、高蛋白的代表性食材

照燒雞肉

材料（二人份）

雞腿肉（去皮）………1 塊（250 公克）

青蔥（切成兩段）………1/4 根（25 公克）

沙拉油………1 小匙

〔醬汁〕

A
- 醬油………2 大匙
- 味醂………1 大匙
- 砂糖、酒………各 1 小匙
- 鹽………少許

作法

1. 在盤裡放入 A 混合均勻，再加入雞肉和青蔥，然後靜置一小時左右使之醃漬入味。

2. 在煎鍋裡倒入沙拉油，開中火加熱，將雞肉放入鍋裡煎。煎到一面金黃的時候加入醬汁和青蔥，再將雞肉翻面續煎，用中火煎七到八分鐘，直到醬汁變黏稠為止。之後切成容易入口的大小，裝盤。

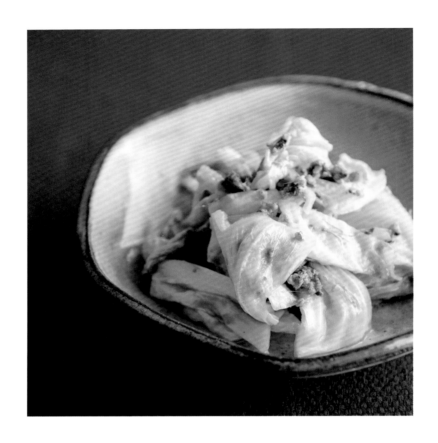

高麗菜不要炒得過熟才能保有口感

鯷魚炒高麗菜

材料（二人份）

高麗菜（切小塊）………2 片（100 公克）

鯷魚（剁碎）………5 塊

橄欖油………2 小匙

鹽………1/2 小匙

胡椒………少許

作法

1. 將鯷魚和 1 小匙的橄欖油混合均勻。

2. 在煎鍋裡倒入 1 小匙橄欖油用中火加熱，
   之後放入高麗菜拌炒。在過程中加入鹽
   和胡椒，炒到高麗菜熟透為止。

3. 加入步驟 1 拌炒均勻，關火。

切好拌勻就可以上桌的方便小菜

番茄黃瓜沙拉

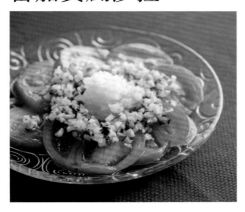

材料（二人份）

番茄（切成薄片後再對半切開）⋯⋯⋯2 顆（300公克）

小黃瓜（切成細末）⋯⋯⋯1/2 根（50公克）

洋蔥（切成細末）⋯⋯⋯1/6 顆（30公克）

醋⋯⋯⋯2 大匙

砂糖⋯⋯⋯1/2 小匙

鹽、胡椒⋯⋯⋯各少許

橄欖油⋯⋯⋯1 大匙

作法

1. 將醋與砂糖混合在一起，再加入洋蔥拌勻。

2. 將番茄片放在盤子裡擺放整齊，放上小黃瓜，再將步驟 1 連同湯汁一起淋上。之後均勻灑上鹽和胡椒，再淋上一圈橄欖油。

湯品容易有飽足感，所以非常推薦

菠菜鴻喜菇味噌湯

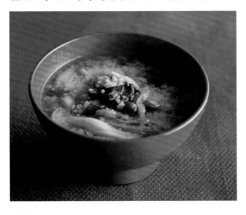

材料（二人份）

冷凍菠菜（已經汆燙、切好的菠菜亦可）⋯⋯⋯40 公克

鴻喜菇（切除底部，分成小朵）⋯⋯⋯1/4 株（30公克）

水⋯⋯⋯500 毫升

日式高湯粉（顆粒狀）⋯⋯⋯1 小匙

味噌⋯⋯⋯2 大匙

作法

在鍋裡放入水和日式高湯粉加熱，煮沸後加入鴻喜菇。鴻喜菇煮熟後加入菠菜再煮沸。之後切成小火，將味噌溶入湯裡。

／完食！

花椰菜飯的口味
清淡，配肉配菜
都很搭。看起來就
像真的白飯一樣。

薑汁燒肉蓋飯套餐

〔一人份〕含醣量 16.0 公克／熱量 452 卡

豬肉含醣量低而且蛋白質含量豐富，很適合用來
做減肥餐。只要避開油脂多的部位或是油炸的料
理方式，就算在節食也可以大快朵頤。把它放在
花椰菜飯上看起來就像蓋飯一樣。

配菜

高麗菜絲涼拌沙拉

〔一人份〕
含醣量 4.4 公克／熱量 103 卡

湯品

蛋花湯

〔一人份〕
含醣量 1.7 公克／熱量 47 卡

配菜

豆芽拌青椒

〔一人份〕
含醣量 0.6 公克／熱量 53 卡

主菜

薑汁燒肉

〔一人份〕含醣量 7.5 公克／熱量 227 卡

主食

花椰菜飯 80 公克

〔一人份〕
含醣量 1.8 公克／熱量 22 卡

可以生吃或放入微波爐中加熱一分三十秒。

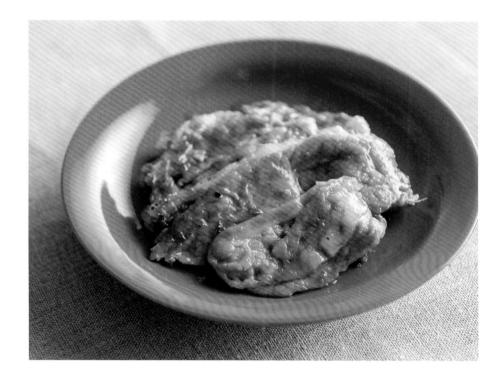

加入大量的生薑可以增進新陳代謝！

薑汁燒肉

材料（二人份）

豬里肌肉（薑汁燒肉用，去筋）………6 片（120 公克）

磨碎的薑泥（一半濾出薑汁，一半直接使用）………20 公克

鹽、胡椒………各少許

酒………1 大匙

沙拉油………1 小匙

〔醬汁〕

A ┌ 醬油………2 大匙
　├ 味醂………1 大匙
　├ 米酒………1 小匙
　└ 砂糖………1/2 小匙

作法

1. 在盤裡放入豬肉，灑上鹽和胡椒，加入薑汁和米酒混合均勻，醃漬十五分鐘。

2. 將 A 和剩餘的生薑泥倒入碗裡，混合均勻。

3. 在煎鍋裡倒入沙拉油，開中火加熱，將步驟 1 的食材放入鍋中，待煮熟變色之後翻面，加入步驟 2，翻炒一至兩分鐘讓湯汁收乾一些。

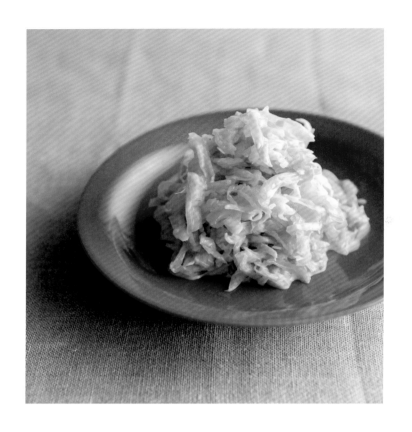

可以加一點糖的美乃滋

高麗菜絲涼拌沙拉

材料（二人份）

高麗菜（切小塊）………2 片（80 公克）

紅蘿蔔（切絲）………1/4 根（40 公克）

鹽………1/3 小匙

〔醬汁〕

A
美乃滋………2 大匙
醋、砂糖、水………各 1 小匙
鹽………一小撮

作法

1. 在碗裡放入高麗菜和紅蘿蔔，灑鹽拌匀，靜置十分鐘後將水份瀝乾。

2. 將 A 倒入碗裡，充份拌匀。

3. 將拌好的醬加入步驟 1 裡，一起混合均匀。

用微波爐噹一下就完成了

豆芽拌青椒

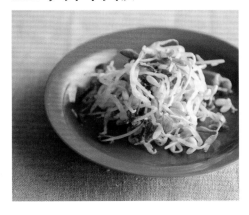

材料（二人份）

豆芽………1/2 袋（120 公克）

青椒（切絲）………1 顆（35 公克）

芝麻油………1 小匙

鹽………少許

白芝麻………1 小匙

作法

將豆芽裝在耐熱碗裡，包上保鮮膜，用微波爐加熱 1 分 30 秒。青椒也用相同方式處理，加熱一分鐘。完成後倒入碗裡，加入芝麻油和鹽拌勻，灑上芝麻。

加入雞蛋增加份量

蛋花湯

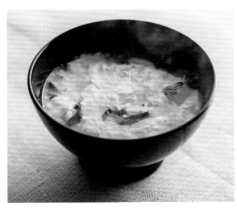

材料（二人份）

打散的蛋液………1 顆

鴨兒芹（切成 2 公分長）………2 株

水………500 毫升

日式高湯粉（顆粒）………1 小匙

醬油………1 小匙

鹽………少許

A ⎡ 太白粉………1/2 小匙
  ⎣ 水………1 小匙

作法

1. 在鍋裡加入水和日式高湯粉加熱，沸騰後加入醬油和鹽調味，再加入鴨兒芹。將溶於水的太白粉 A 加入，充份混合勾芡。

2. 將打散的蛋液繞圈倒入鍋中同時攪拌，待成半熟狀態時即可關火。

番茄燉雞肉套餐

〔一人份〕含醣量 17.7 公克／熱量 434 卡

將帶有湯汁的番茄燉肉淋在花椰菜飯上，再放上配
菜裝飾擺盤，就能完成一道充滿咖啡館風味的套餐。
配菜只要趁著燉煮主菜的空檔就能做好，方便簡單。

配菜

四季豆佐柴魚香鬆

〔一人份〕
含醣量 1.5 公克
／熱量 13 卡

配菜

涼拌萵苣蘆筍

〔一人份〕
含醣量 2.0 公克
／熱量 44 卡

主食

花椰菜飯 80 公克

〔一人份〕含醣量 1.8 公克 ／熱量 22 卡

可以生吃或放入微波爐中加熱一分三十秒。

主菜

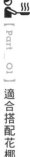

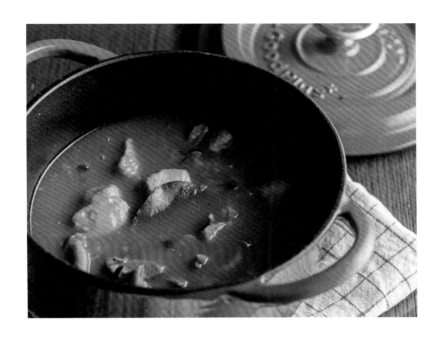

雞胸肉去皮熱量更低

番茄蕈菇燉雞胸

材料（方便料理的份量 · 四至五人份）

雞胸肉（去除皮和脂肪，每一塊各切成六等份）
………2 塊（400 公克）

鴻喜菇（切除底部，分成小朵）
………1/2 株（50 公克）

杏鮑菇（切薄片）………1 根（40 公克）

洋蔥（切成細末）………1/2 顆（100 公克）

蒜頭（切成細末）………1 瓣

番茄罐頭………1 罐（400 公克）

鹽、胡椒………各少許

橄欖油………1 大匙

白酒………1 大匙

水………200 毫升

高湯塊………1 個（約 5 公克）

月桂葉………1 片

作法

1. 把鹽、胡椒灑在雞肉上。將番茄罐頭倒入碗裡，用手壓碎。

2. 將橄欖油倒入煎鍋中，開中火加熱，加入洋蔥和蒜末爆香。洋蔥炒到透明後再加入雞肉拌炒。雞肉呈金黃色後加入鴻喜菇、杏鮑菇和白酒繼續翻炒。

3. 加入水、番茄、高湯塊和月桂葉，沸騰後蓋上鍋蓋轉小火燉三十分鐘左右。之後再加入鹽和胡椒調味。

萵苣在蔬菜裡也屬於低醣、低卡

涼拌萵苣蘆筍

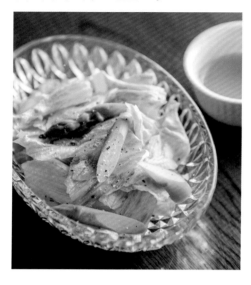

材料（二人份）

萵苣（切小塊）………2 片（60 公克）

蘆筍（汆燙後斜切）………4 根（80 公克）

黑胡椒（視情況）………少許

〔檸檬醬汁〕

A
- 檸檬汁………大匙
- 鹽………1/2 小匙
- 橄欖油………2 小匙

作法

1. 在碗裡倒入檸檬汁和鹽混合，讓鹽溶解，再加入橄欖油充份攪拌均勻。

2. 將萵苣和蘆筍裝在容器裡，淋上檸檬醬汁，再灑上黑胡椒。

四季豆含有豐富的鉀，可以消除水腫

四季豆佐柴魚香鬆

材料（二人份）

四季豆（汆燙後對切）………8 根（60 公克）

柴魚片………少許

果醋………1 大匙

作法

將四季豆用沸水燙熟，裝在容器裡，淋上果醋，放上柴魚片。

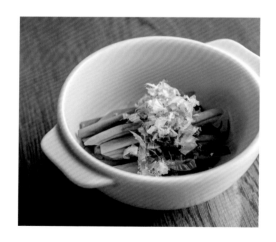

隨堂筆記

請利用雞胸肉來補充蛋白質

在實行低醣飲食的過程中為了不讓肌肉量流失，更要積極地攝取蛋白質才行。雖然說吃肉可以補充蛋白質，但有些肉類脂肪含量多，熱量很高。如果選擇的是雞胸肉（去皮），它 100 公克的含醣量是 0、熱量是 12 卡，可以吃得安心。

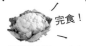
中式炒豬肉套餐

〔一人份〕含醣量 11.9 公克／熱量 274 卡

花椰菜飯與西式和日式的料理超搭，就連和中式菜餚也是絕配。和任何菜色都能搭配，正是花椰菜飯厲害的地方。花心思豐富配菜的色彩，也能照顧到營養的均衡。

配菜

涼拌黃瓜

〔一人份〕含醣量　　　　／熱量 18 卡

主食

花椰菜飯 80 公克

〔一人份〕

含醣量 1.8　　　／熱量 22 卡

可以生吃或放入微波爐中加熱一分三十秒。

配菜

醃甜椒

〔一人份〕

含醣量 6.1 公克

／熱量 31 卡

主菜

木耳雞蛋炒肉

〔一人份〕含醣量　　　　　／熱量 203 卡

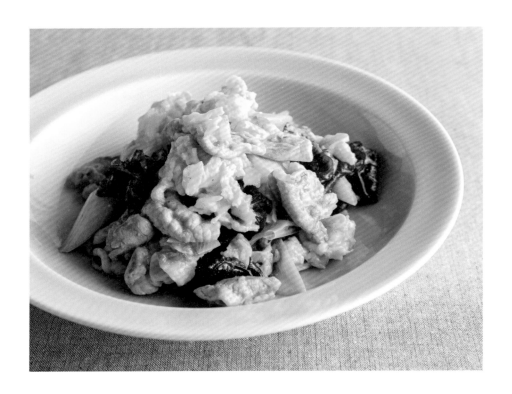

富含膳食纖維的木耳美味可口！

木耳雞蛋炒肉

材料（二人份）

豬後腿肉片（切成三等份）………6 片（120 公克）

乾木耳（先泡發）………3 公克

雞蛋………2 顆

蔥（斜切）………蔥白部份 1/2 根（30 公克）

雞湯粉………1 小匙

熱水………100 毫升

鹽、胡椒………各少許

芝麻油………1 又 1/2 小匙

作法

1. 在碗裡將雞蛋打散，灑上鹽和胡椒。在煎鍋裡倒入 1/2 小匙的芝麻油，開中火加熱，倒入蛋液煎成軟嫩的炒蛋後取出。將雞湯粉溶解於熱水中。

2. 在煎鍋裡倒入 1 小匙的芝麻油開中火加熱，將蔥放入鍋中爆香，再加入豬肉和木耳翻炒。之後加入雞高湯繼續翻炒，直到湯汁收乾為止。加入鹽和胡椒調味，再倒入步驟 1 的炒蛋拌勻。

醋可以抑制血糖值上升，是減肥時的必備佐料

醃甜椒

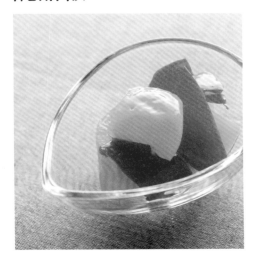

材料（二人份）

甜椒（黃椒、紅椒切丁）………各一小顆（1顆80公克）

〔醃料〕

A ┌ 白酒醋（醋亦可）………60 毫升
　├ 水………40 毫升
　├ 蜂蜜………10 公克
　└ 鹽………1/4 小匙

月桂葉………1 片

作法

1. 將 A 倒入鍋中加熱，當蜂蜜溶解時加入月桂葉，關火，降溫。

2. 將甜椒用保鮮膜包好，放入微波爐加熱兩分鐘。裝入容器裡淋上步驟 1，再放入冰箱 1 個小時以上醃漬入味。

薑和蒜可以減少鹽份的攝取

涼拌黃瓜

材料（二人份）

小黃瓜（切成三等份，對半切開後裝入袋中，用桿麵棍敲一敲）………1 根（100 公克）

生薑泥（用市面販售的現成薑泥亦可）………1/2 小匙

蒜泥（用市面販售的現成蒜泥亦可）………1/2 小匙

鹽………1/2 小匙

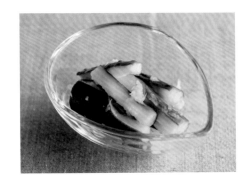

作法

在碗裡放入小黃瓜、薑泥、蒜泥和鹽混合均勻。

膳堂筆記

木耳是減肥良伴

同屬於菇蕈類的木耳熱量低。因為口感爽脆有嚼勁，所以容易有飽足感。而且它含有豐富的膳食纖維，對改善便祕很有效果。在實行低醣飲食的過程中食物纖維往往容易攝取不足，這時建議可以多吃木耳。

豆腐漢堡套餐

〔一人份〕含醣量 12.0 公克／熱量 516 卡

減肥時必須要忌口的漢堡肉用豆腐來製作就能降低熱量。因為可以攝取到充份的蛋白質，所以值得推薦。配菜的醬汁和調味料可以用來搭配其他的蔬菜。

完食！

口味清淡的花椰菜飯佐以醬汁或搭配酪梨一起吃，就能吃得津津有味。

配菜

綠花椰菜拌芥末醬

〔一人份〕含醣量 0.7 公克／熱量 61 卡

配菜

胡蘿蔔沙拉

〔一人份〕

含醣量 2.2 公克

／熱量 86 卡

主食

花椰菜飯 80 公克

〔一人份〕

含醣量 1.8 公克／熱量 22 卡

可以生吃或放入微波爐中加熱一分三十秒。

主菜

豆腐漢堡佐酪梨

〔一人份〕含醣量 7.3 公克／熱量 347 卡

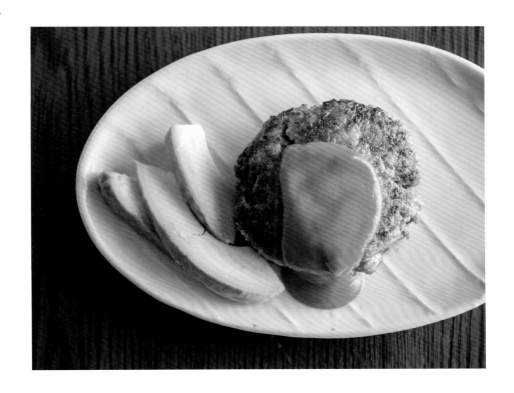

用豆腐和絞肉製作的漢堡肉，美味與健康兼得

豆腐漢堡佐酪梨

材料（二人份）

木綿豆腐（拿紙巾包住豆腐，用手擠壓瀝乾水份。把豆腐壓壞也無妨）⋯⋯⋯1/3 塊（100 公克）

牛豬混合絞肉⋯⋯⋯130 公克

洋蔥（切成細末）⋯⋯⋯1/6 顆（30 公克）

酪梨（切成薄片）⋯⋯⋯1/4 顆（40 公克）

蛋液⋯⋯⋯1/2 顆

麵粉⋯⋯⋯1 小匙

鹽、豆蔻粉（如果沒有豆蔻粉也可以用胡椒粉）⋯⋯⋯各少許

A ┌ 番茄醬⋯⋯⋯2 大匙
  └ 豆漿（或牛奶）⋯⋯⋯1 大匙

沙拉油⋯⋯⋯1 小匙

作法

1. 在碗裡放入豆腐、絞肉、洋蔥、蛋液、麵粉、鹽和豆蔻粉，用手將所有材料拌勻、搓揉。完成後分成兩等份搓成丸子。

2. 將 A 混合均勻，作成醬汁。

3. 在煎鍋裡倒入沙拉油開中火加熱，放入 步驟 1 的丸子煎到兩面金黃、熟透。用容器裝盛，淋上醬汁，擺上酪梨。

和白花椰菜同類的綠花椰菜對減肥也很有效
綠花椰菜拌芥末醬

材料（二人份）

綠花椰菜（分成小朵用水汆燙過）
………1/2 株（100 公克）
顆粒芥末………1 小匙
美乃滋………1 大匙

作法
將顆粒芥末與美乃滋混合均勻製成醬汁。
在碗裡放入綠花椰菜和醬汁拌勻。

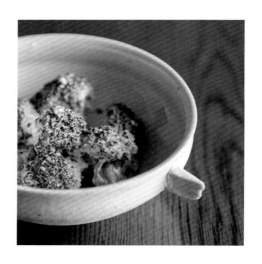

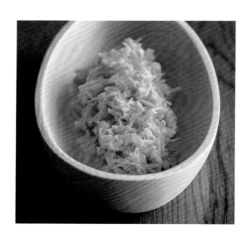

加入柳橙汁後滋味清甜爽口
胡蘿蔔沙拉

材料（二人份）

紅蘿蔔（切絲）………1/3 根（50 公克）
鮪魚罐頭（瀝乾水份）………1/2 罐（40 公克）
鹽………1/4 小匙

〔醬汁〕

A ⎡ 橄欖油………1 大匙
　 熱水（約 80 度）………1 大匙
　 鹽………1/4 小匙
　 胡椒………少許
　 ⎣ 柳橙汁………1 大匙

作法

1. 在碗裡放入紅蘿蔔，灑鹽拌勻，之後靜置十分鐘，再把水份瀝乾。

2. 在碗裡倒入醬汁 A 的橄欖油，一次一點慢慢加入熱水混合，最後充份混合均勻。加入鹽和胡椒，攪拌至鹽溶解為止，再加入柳橙汁充份攪拌均勻。

3. 在碗裡放入步驟 1 和鮪魚，淋上醬汁拌勻。

隨堂筆記

低醣的酪梨減肥中也可以吃

酪梨是含醣量低、營養價值高的食材。雖然它的脂肪含量高，但因為是優質脂肪，所以積極攝取也無妨。膳食纖維含量豐富也是它的優點之一。不過因為 100 公克的酪梨就有 187 卡的熱量，所以要注意別吃太多。

蒜香炒蝦套餐

〔一人份〕含醣量 10.0 公克／熱量 372 卡

也可以挑戰用魚貝類來當主菜。鮮蝦搭配
以蒜頭調味的湯汁,只要用煎鍋炒一炒,
就是一道簡單的美味。配菜是利用家裡現
成食材、可以快速完成的沙拉和湯。

湯品

金針菇湯

〔一人份〕含醣量 3.6 公克／熱量 20 卡

主食

花椰菜飯 80 公克

〔一人份〕
含醣量 1.8 公克／熱量 22 卡

可以生吃或放入微波爐中加熱一分三十秒。

配菜

萵苣核桃沙拉

〔一人份〕
含醣量 1.4 公克／熱量 162 卡

主菜

蒜香炒蝦

〔一人份〕含醣量 3.2 公克／熱量 168 卡

完食!

好吃到讓人不禁懷疑:
在減肥真的可以這樣吃
嗎?這道菜家裡人吃
了全都讚不絕口,是
我們家的固定菜色。

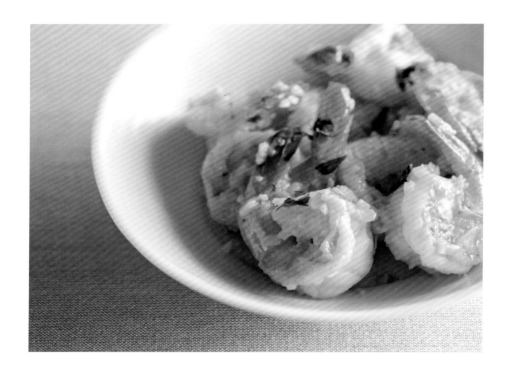

使用的材料是低醣、低卡、低脂的鮮蝦

蒜香炒蝦

材料（二人份）

鮮蝦（選用黑虎蝦這類的蝦子，蝦殼僅留尾巴部份其餘去除，泥腸也要剔除。用刀劃開蝦背）⋯⋯⋯10 隻

蒜頭（剁碎）⋯⋯⋯2 瓣（10 公克）

辣椒（剁碎）⋯⋯⋯1 根

義大利洋香菜（剁碎）⋯⋯⋯1 大匙

鹽⋯⋯⋯1 小匙

胡椒⋯⋯⋯少許

橄欖油⋯⋯⋯2 大匙

米酒⋯⋯⋯1 小匙

奶油⋯⋯⋯10 公克

檸檬汁⋯⋯⋯3 大匙

作法

1. 在碗裡放入鮮蝦、蒜末、辣椒末、鹽和胡椒，用手抓捏入味。加入橄欖油混合均勻，靜置一小時醃漬。

2. 煎鍋開中火加熱，將步驟 1 的食材連同湯汁全部放入，加入米酒翻炒。蝦子炒熟時加入義大利洋香菜、奶油和檸檬汁，快速翻炒拌勻後關火。

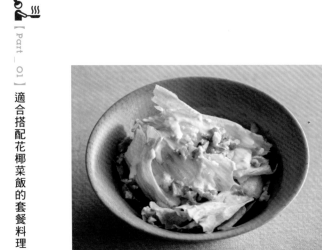

加了起司粉的醬汁有畫龍點睛之效

萵苣核桃沙拉

材料（二人份）

萵苣（切成小塊）⋯⋯⋯2 片（60 公克）

核桃（切成丁）⋯⋯⋯20 公克

〔醬汁〕

A ┌ 美乃滋⋯⋯⋯2 大匙
　├ 起司粉⋯⋯⋯2 小匙
　└ 檸檬汁⋯⋯⋯1 小匙

作法

將 A 放入碗裡混合均勻。將萵苣盛盤，灑上核桃，再淋上醬汁。

金針菇具有促進脂肪代謝的功效！

金針菇湯

材料（二人份）

金針菇（切除底部，對半切斷）⋯⋯⋯1/2 袋（50 公克）

洋蔥（切片）⋯⋯⋯1/6 顆（30 公克）

小番茄（切丁）⋯⋯⋯2 顆

水⋯⋯⋯500 毫升

高湯粉（顆粒）⋯⋯⋯1 大匙

鹽⋯⋯⋯少許

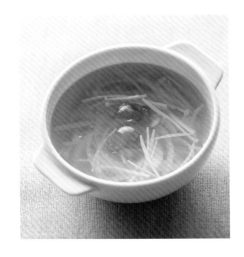

作法

在鍋裡加入水和高湯粉開火煮沸，沸騰後加入洋蔥和金針菇，煮到洋蔥呈現透明為止。試試味道，不夠鹹的話加點鹽調味。之後裝盛在容器裡，再放上小番茄。

適合搭配花椰菜飯的其他菜色

正因為在實行減肥計劃，所以更應該攝取充足的蛋白質。
以下介紹幾道值得推薦、低醣低卡的肉類和魚類料理。

\ Delicious! /

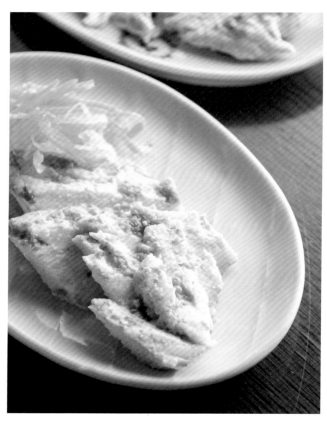

因為最後靠餘熱悶熟，
所以口感鮮嫩多汁

柚子胡椒蒸雞胸

〔一人份〕含醣量 3.5 公克
／熱量 130 卡

材料（二人份）

雞胸肉（去除皮和脂肪）
………1 片（180 公克）
蘿蔔（切絲）………50 公克
紅蘿蔔（切絲）………30 公克
柚子胡椒………1 小匙
米酒………1 大匙

〔醬汁〕

A ┌ 果醋………2 大匙
  ├ 麵味露………1/2 大匙
  └ 水………2 大匙

作法

1. 在耐熱碗裡放入雞肉，將柚子胡椒均勻抹在雞肉表面上靜置醃漬
   一個小時。淋上米酒，用保鮮膜包好放入微波爐裡加熱四分鐘，
   或放入電鍋蒸熟，放涼後讓雞肉整個熟透，取出切成方便入口的
   大小，裝盤。

2. 在碗裡將 A 拌勻，加入蘿蔔和紅蘿蔔絲再全部混合均勻。擺在步
   驟 1 的盤子裡。

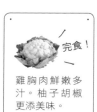

\ 完食！/

雞胸肉鮮嫩多
汁。柚子胡椒
更添美味。

完食！

充滿香菇淡雅的氣味。看起來也很吸睛。

容易缺乏的膳食纖維
就靠含量豐富的昆布補足

肉片昆布捲

〔一人份〕含醣量 6.2 公克
／熱量 141 卡

材料（二人份）

豬里肌薄片⋯⋯⋯4 片（80 公克）

快煮昆布⋯⋯⋯⋯15 公分 X 2 片

乾香菇⋯⋯⋯⋯3 小朵

水⋯⋯⋯⋯400 毫升

醬油⋯⋯⋯⋯1 又 1/2 大匙

味醂⋯⋯⋯⋯1 大匙

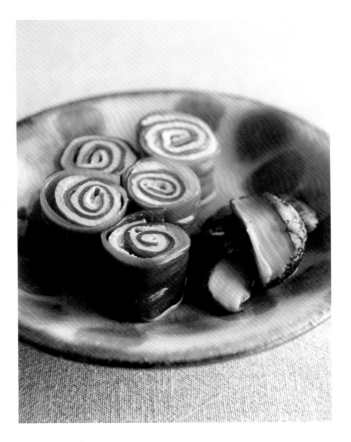

作法

1. 在鍋裡放入水、昆布、乾香菇靜置三十分鐘。取出昆布和香菇，將昆布縱向對半切開，香菇斜切成半。

2. 將昆布攤平，上面放一片豬肉後捲起，用牙籤固定。依同樣的方法做成四捲。

3. 將步驟 1 的鍋子加熱，加入醬油和味醂調味。將步驟 2 的昆布肉捲與香菇放入鍋裡，熬煮二十分鐘。將昆布肉捲切成方便入口的大小，裝盤，再放上香菇擺盤。

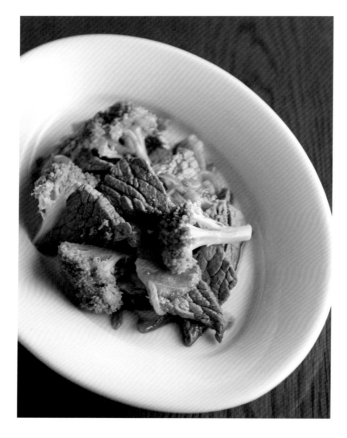

義大利黑醋
可以促進脂肪燃燒

綠花椰炒牛肉

〔一人份〕含醣量 10.1 公克
／熱量 293 卡

材料（二人份）

牛後腿薄片（切成 2 公分寬）
………6 片（120 公克）

洋蔥（切成薄片）
………1/2 顆（100 公克）

綠花椰菜（分成小朵汆燙好）
………14 朵（60 公克）

橄欖油………1 小匙

鹽、胡椒………各少許

〔醬汁〕

A ┌ 義大利黑醋………2 大匙
  └ 醬油、蜂蜜………各 1 小匙

作法

1. 將 A 充份混合均勻。

2. 在煎鍋裡倒入橄欖油開中火加熱，放入洋蔥炒到透明，加入牛肉再
   繼續翻炒。將醬汁以繞圈方式淋上，炒勻，用鹽和胡椒調味，加入
   綠花椰菜拌炒均勻。

完食！

義大利黑醋的香
氣讓熱炒的滋味
更上層樓！

含醣量低的奶油
只要量少就無妨

奶油檸檬旗魚

〔一人份〕含醣量 1.4 公克
／熱量 255 卡

材料（二人份）

旗魚⋯⋯⋯2 片（一片 100 公克）

蘆筍（汆燙後切成兩段）

⋯⋯⋯2 根（40 公克）

檸檬皮（磨成泥）⋯⋯⋯1 小匙

義大利洋香菜（切成細末）

⋯⋯⋯1 大匙

鹽、胡椒⋯⋯⋯各少許

奶油⋯⋯⋯30 公克

米酒⋯⋯⋯1 大匙

檸檬汁⋯⋯⋯1 大匙

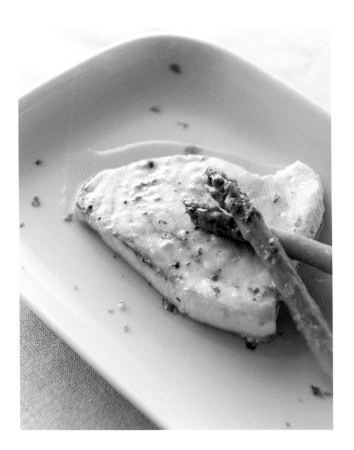

作法

1. 將旗魚片用鹽和胡椒調味。

2. 在煎鍋裡放入奶油開中火加熱，加入檸檬皮。奶油溶解後加入步驟 1 的旗魚慢煎。煎到適度色澤時將旗魚翻面，加入米酒。再加入蘆筍續煎，灑點鹽在蘆筍上。旗魚煎熟後淋上檸檬汁，關火。

3. 裝盤，將鍋裡剩餘的醬汁淋上，再灑上義大利洋香菜。

完食！

檸檬皮可增添香氣。

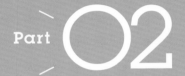

Part 02

完食！連盤子
裡的醬汁都忍
不住舔食乾淨

以花椰菜飯當主食，
不用刻意挨餓也可以減肥！

就算是最喜愛的菜色也
能做到低醣飲食了！

「這有含醣耶……」明明超愛吃卻不得不忌口的菜色，如果用
花椰菜飯來做，就算是在節食時期也可以吃。

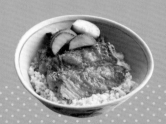
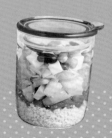
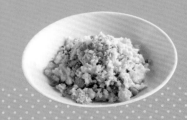

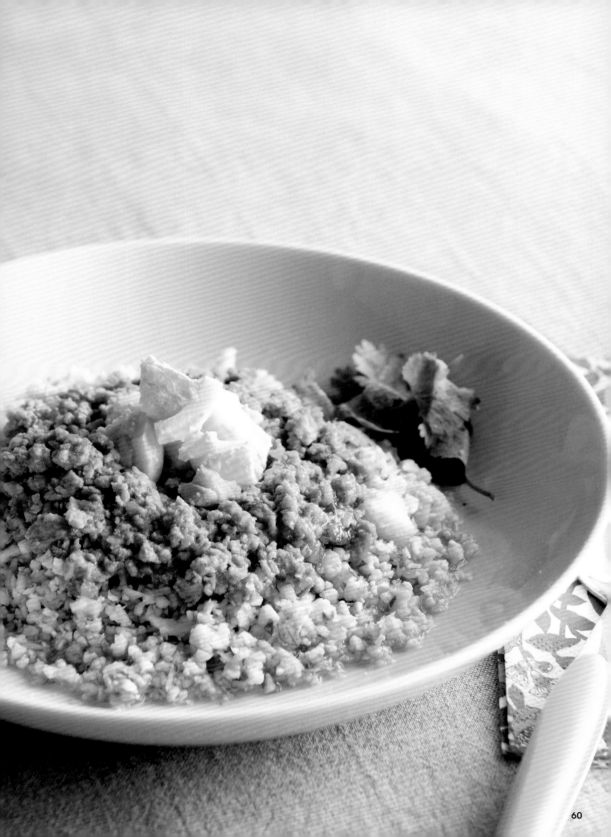

絞肉咖哩飯

〔一人份〕**含醣量 5.6 公克**／**熱量 186 卡**

不使用咖哩塊！
選用雞胸肉健康更升級

材料（方便製作的量，四人份）

花椰菜飯………320 公克

雞絞肉（雞胸肉）………200 公克

洋蔥（切成細末）………一般大小 1/2 顆（80 公克）

牛蒡（切成細末）………20 公克

水煮蛋（切丁）………1 顆

蒜（切成細末）………1 瓣（5 公克）

薑（切成細末）………1 片（10 公克）

香菜（視情況，切成兩段，其中一段切成細末）
………1 根（2 公克）

橄欖油………1 大匙

鹽、胡椒………各少許

〔醬汁〕

A
┌ 咖哩粉………1 大匙
│ 高湯粉（顆粒）………1 大匙
│ 番茄醬………1/2 大匙
│ 醬油………1 小匙
│ 優格………1 小匙
│ 月桂葉………1 片
└ 水………100 毫升

作法

1. 在鍋中倒入橄欖油開中火加熱，放入蒜末、薑末翻炒爆香，香氣出來後加入洋蔥、牛蒡拌炒均勻。放入絞肉再仔細翻炒，加入鹽和胡椒。

2. 加入 A 拌勻，燉煮約二十分鐘。加入鹽和胡椒調味。

3. 將花椰菜飯（一人份）放入微波爐加熱一分三十秒，拌入切成細末的香菜混勻。盛盤，放入剩餘的香菜。淋上步驟 2 的咖哩醬汁，再將切成小塊的水煮蛋擺在上方。

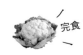

完食！

花椰菜飯和咖哩是絕配。連最愛的咖哩也可以吃，真是太棒了！

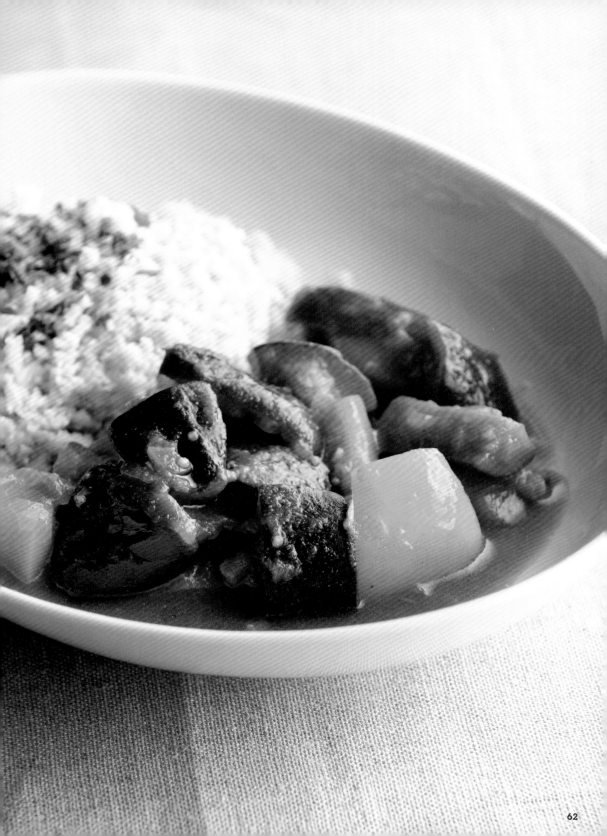

蔬菜咖哩飯

〔一人份〕**含醣量 12.6 公克**／**熱量 147 卡**

滿滿的蔬菜，口感豐富！

材料（方便製作的量，四人份）

花椰菜飯………320 公克

洋蔥（切丁）………1 顆（150 公克）

茄子（切成一口大小）………2 根（160 公克）

甜椒（黃色，切成一口大小）………1 顆（150 公克）

櫛瓜（切成一口大小）………1 條（200 公克）

蒜（切成細末）………1 瓣（5 公克）

紅辣椒（切成細末）………1 根

義大利洋香菜（切成細末）………少許

番茄罐頭………1 罐（400 公克）

橄欖油………2 大匙

鹽、胡椒………各少許

水………200 毫升

月桂葉………1 片

小茴香………1 小匙

咖哩粉………1 大匙

作法

1. 將番茄罐頭倒入碗裡，用手擠壓、破壞形狀。

2. 在鍋裡倒入 1 大匙的橄欖油開中火加熱，將洋蔥放入拌炒，過程中加入蒜末和紅辣椒末一起炒勻。倒入剩餘的一大匙橄欖油，加入茄子翻炒，再依序放入甜椒和櫛瓜拌炒。

3. 全部炒熟後加入鹽和胡椒調味，再倒入水和步驟 1 的番茄拌勻，加入月桂葉，蓋上鍋蓋，開小火燉煮十分鐘左右。加入小茴香和咖哩粉，充份攪拌均勻後蓋上鍋蓋再燉煮二十分鐘左右。再加入鹽和胡椒調味。

4. 將花椰菜飯（一人份）放入微波爐加熱一分三十秒，之後盛盤，灑上義大利洋香菜。將步驟 3 的醬料淋在上頭。

＼ 完食！ ／

咖哩可以事先做好，吃個兩到三天。放到隔天反而更加入味、風味更佳！

起司核桃花椰菜燉飯

〔一人份〕含醣量 **4.2 公克**／熱量 208 卡

材料簡單，一下子就能輕鬆搞定！

材料（二人份）

花椰菜飯………160 公克

洋蔥（切成細末）………1/8 顆（25 公克）

核桃（切碎丁）………5 顆

橄欖油………1 小匙

帕馬森起司………30 公克

水………250 毫升

顆粒高湯粉………1/2 大匙

鹽、胡椒………各少許

作法

1. 在煎鍋裡倒入橄欖油開小火加熱，放入洋蔥仔細拌炒，注意不要炒焦。待洋蔥炒到透明後加入花椰菜飯和核桃拌勻，再加入水和高湯粉。

2. 熬煮十分鐘左右，直到湯汁略略收乾，然後以鹽和胡椒調味。盛盤，灑上帕馬森起司混合均勻。

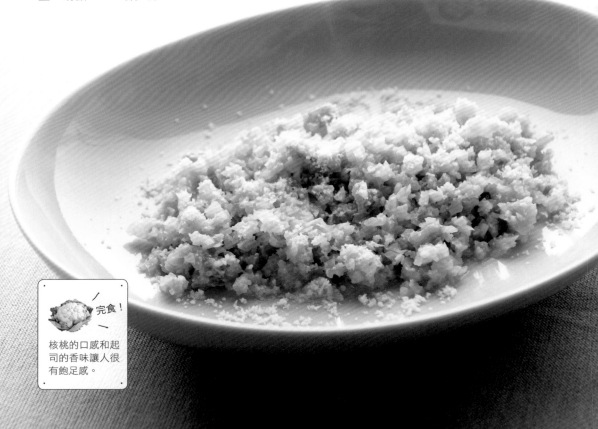

完食！

核桃的口感和起司的香味讓人很有飽足感。

海鮮番茄燉飯

〔一人份〕含醣量 **7.0 公克**／熱量 **138 卡**

海鮮可以選自己喜愛的品項，
美味的海鮮燉飯就能輕鬆上桌！

材料（二人份）

花椰菜飯………160 公克

洋蔥（切成細末）………1/8 顆（25 公克）

任選綜合海鮮（內含蝦仁、蛤蜊、墨魚等等）

………100 公克

義大利洋香菜（切成細末）………1 小匙

橄欖油………1 小匙

番茄汁………200 毫升

水………100 毫升

顆粒高湯粉………1/2 大匙

鹽、胡椒………各少許

奶油………10 公克

作法

1. 在煎鍋裡倒入橄欖油開小火加熱，放入洋蔥仔細拌炒，不要炒焦了。

2. 加入綜合海鮮拌炒，再加入花椰菜飯一起拌炒。之後倒入番茄汁和水，加入高湯粉充份混合均勻，再以鹽和胡椒調味，熬煮十分鐘左右，直到湯汁略略收乾為止。

3. 關火前加入奶油拌勻。盛盤，灑上義大利洋香菜。

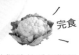

完食！

外觀雖然看似燉飯，
但即使當宵夜吃也不
會積食，隔天早上醒
來照常神清氣爽！

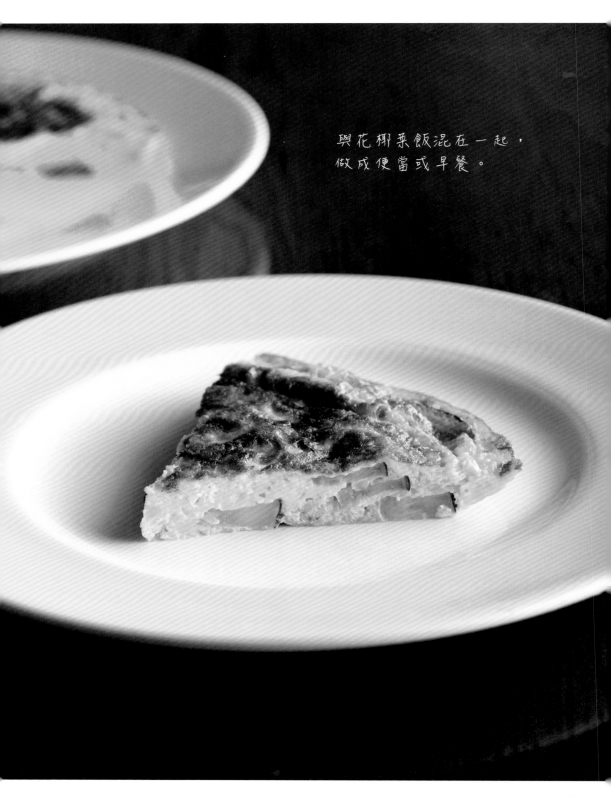

與花椰菜飯混在一起，
做成便當或早餐。

義式煎蛋（Frittata）

〔一人份〕含醣量 **3.1** 公克／熱量 **247** 卡

材料（二人份）
花椰菜飯………100 公克

〔蛋糊〕

A
- 雞蛋………3 顆
- 牛奶………2 大匙
- 帕馬森起司………20 公克
- 鹽………1/2 小匙
- 胡椒………少許

櫛瓜（切成 2 公釐厚的圓片）………1/2 條（100 公克）
橄欖油………1 大匙
鹽………1/2 小匙

作法

1. 在碗裡先將 A 的蛋打散，再加入 A 的其他材料混合均勻。

2. 在煎鍋裡倒入橄欖油開中火加熱，放入櫛瓜拌炒。之後加入花椰菜飯繼續拌炒，再加鹽調味。

3. 將 步驟 1 的蛋糊倒入煎鍋中，輕輕拌勻後蓋上鍋蓋，開小火煎十分鐘左右。搖動煎鍋，如果蛋糊不再流動就表示煎好了。將煎好的蛋分切成塊用盤子裝盛，煎的那面朝上。

 完食！

花椰菜飯的特色就是粒粒分明。用來製作低醣便當也很適合哦！

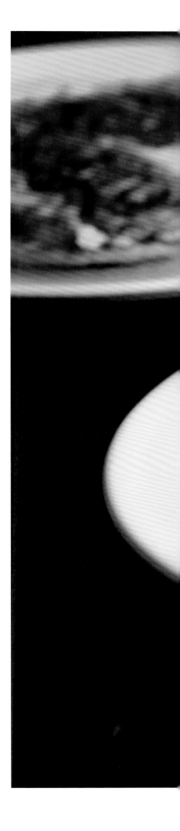

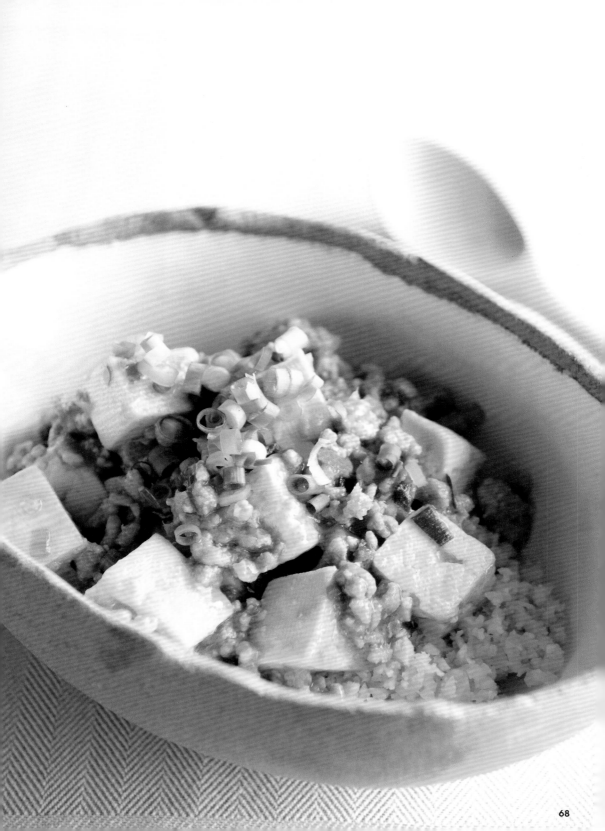

麻婆豆腐蓋飯

〔一人份〕含醣量 12.1 公克／熱量 326 卡

用微波爐就可大致完成！最適合忙碌的日子

材料（二人份）

花椰菜飯………160 公克

木棉豆腐………1 塊（300 公克）

芝麻油………1 小匙

青蔥（視情況・切成蔥花）………適量

〔絞肉醬料〕

A {
豬絞肉………80 公克
蔥（切成細末）………30 公克
薑（切成細末）………1 片
味噌………30 公克
米酒………1 大匙
太白粉………1 大匙
砂糖………1 小匙
芝麻油………1 小匙
豆瓣醬………1/2 小匙
水………2 大匙
}

作法

1. 將豆腐的水瀝乾，切成 2 公分的方塊。

2. 在耐熱碗裡放入 A，全部混合均勻後包上保鮮膜，放入微波爐裡加熱五分鐘。之後取出來充份拌勻、勾芡。

3. 在煎鍋裡倒入芝麻油開中火加熱，之後放入步驟 1 的豆腐翻炒。再加入步驟 2 的醬料全部拌炒均勻。

4. 將花椰菜飯（一人份）放入微波爐加熱一分三十秒，之後盛盤。將步驟 3 的醬料澆在上頭，再擺上蔥花。

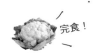

完食！

就算沒有市面販售的調理包也能做。因為使用味噌，所以吃起來沒有負擔。

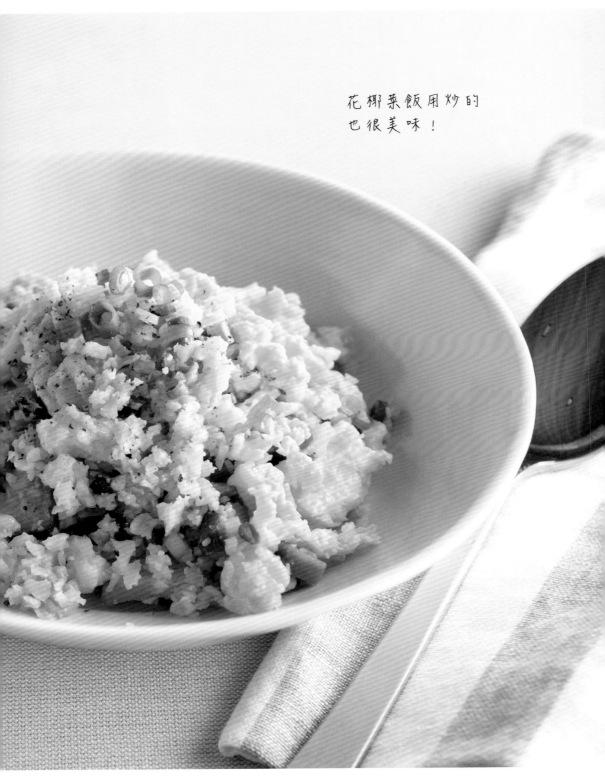

花椰菜飯用炒的
也很美味！

肉片炒飯

〔一人份〕含醣量 6.3 公克／熱量 275 卡

材料（二人份）

花椰菜飯………160 公克

豬肉片（切小塊）………4 片（80 公克）

蛋………3 顆

青蔥（切成蔥花）………40 公克

米酒………1 小匙

醬油………1 大匙

鹽、胡椒………各少許

沙拉油………1 大匙

作法

1. 在碗裡將蛋打散，加入米酒、鹽和胡椒混合均勻。

2. 在煎鍋裡倒入 1/2 大匙的沙拉油開中火加熱，倒入步驟 1 的蛋液做成炒蛋後取出。

3. 在煎鍋裡倒入 1/2 大匙的沙拉油開中火加熱，放入肉片翻炒，然後加入花椰菜繼續拌炒，加入鹽和胡椒調味。

4. 加入蔥花拌炒，再將步驟 2 的炒蛋倒回鍋中炒勻。將醬油沿著鍋邊繞圈倒入調味，再拌炒均勻。

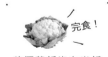

完食！

花椰菜飯沒有米飯粘呼呼的口感，它吃起來粒粒分明，非常好吃。是不同以往的滋味。

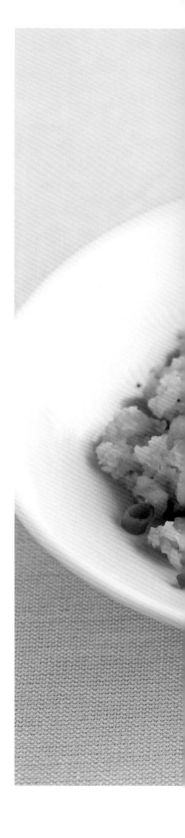

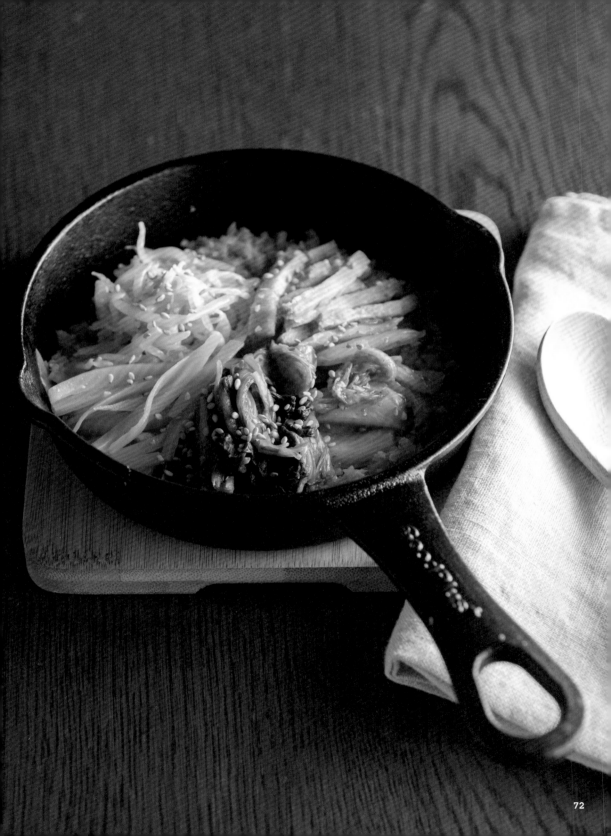

韓式拌飯

〔一人份〕 含醣量 8.0 公克／熱量 220 卡

韓式醬菜用微波爐製作，
簡單方便！

材料（二人份）

花椰菜飯………160 公克

炒肉片（切絲）………3 片（60 公克）

韓式泡菜（切絲）………60 公克

〔韓式醬菜〕

A
┌ 紅蘿蔔（切絲）………70 公克
├ 芝麻油………1/2 小匙
└ 鹽………少許

B
┌ 菠菜（汆燙後切成 5 公分小段。冷凍菠菜亦可）
│ ………1 把（200 公克）
├ 醬油………1/2 小匙
└ 芝麻油………1/2 小匙

C
┌ 豆芽菜………1/2 袋（120 公克）
├ 芝麻油………1/2 小匙
└ 鹽………少許

芝麻油………1/2 大匙

韓式甜辣醬………1/2 小匙

炒熟的白芝麻………1 大匙

作法

1. 將材料 A 放入耐熱容器中，包好保鮮膜，放入微波爐加熱兩分鐘。在耐熱容器中依序分別放入 B 和 C，兩者同樣用微波爐加熱一分三十秒。

2. 在煎鍋中倒入芝麻油開中火加熱，放入花椰菜飯和韓式甜辣醬拌炒。

3. 將步驟 2 的炒飯裝盤，依配色擺上炒肉片、泡菜和步驟 1 的醬菜，再灑上芝麻。

完食！

用入味的韓式醬菜和韓式甜辣醬來拌花椰菜飯真是絕配！

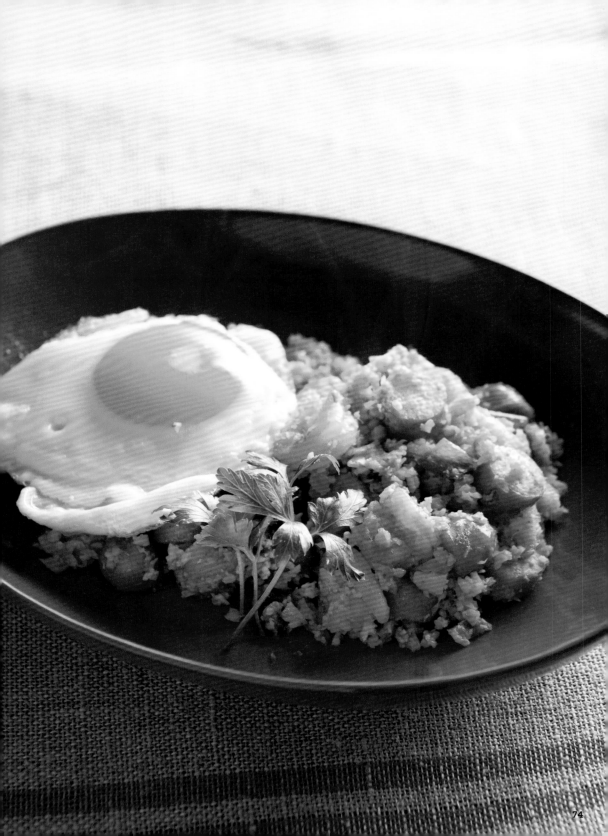

墨西哥辣味炒飯

〔一人份〕含醣量 **11.1 公克**／熱量 335 卡

蛋黃煮到半熟代替醬汁

材料（二人份）

花椰菜飯⋯⋯⋯160 公克

蝦仁（取出泥腸）⋯⋯⋯10 隻

香腸（可能的話選用西班牙辣香腸，切片）

⋯⋯⋯3 根（60 公克）

洋蔥（切成細末）⋯⋯⋯1/4 顆（50 公克）

青椒（切成 1 公分小塊）⋯⋯⋯1 顆（35 公克）

蒜（切成細末）⋯⋯⋯1 瓣

橄欖油⋯⋯⋯1 大匙

番茄醬⋯⋯⋯2 大匙

孜然粉⋯⋯⋯1 小匙

辣椒粉⋯⋯⋯1/2 小匙

鹽、胡椒⋯⋯⋯各少許

義大利洋香菜（視情況）⋯⋯⋯少許

A ┌ 蛋⋯⋯⋯2 顆
　└ 橄欖油⋯⋯⋯1 小匙

作法

1. 用材料 A 煎好荷包蛋。

2. 在煎鍋裡倒入橄欖油開中火加熱，放入洋蔥、青椒和蒜末拌炒。

3. 加入蝦仁和香腸拌炒，然後放入花椰菜飯繼續翻炒，加入鹽與胡椒。

4. 加入番茄醬拌炒，再依序加入孜然粉和辣椒粉翻炒均勻。最後以鹽和胡椒調味。

5. 將步驟 4 的炒飯盛盤，放上步驟 1 的荷包蛋，再放上義大利洋香菜點綴。

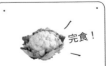

完食！

如果覺得花椰菜飯已經吃到膩了，建議可以試試這道辣呼呼的滋味。

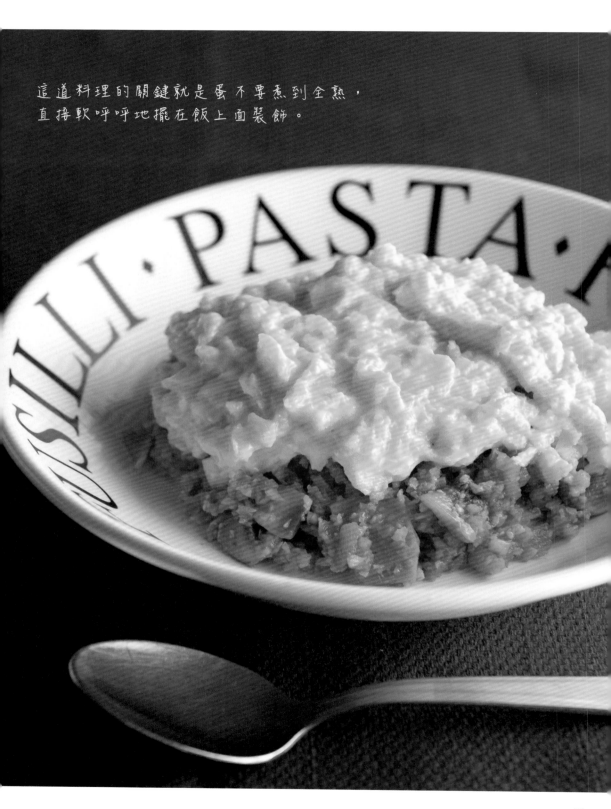

這道料理的關鍵就是蛋不要煮到全熟，
直接軟呼呼地擺在飯上面裝飾。

滑蛋包飯

〔一人份〕含醣量 10.7 公克／熱量 373 卡

材料（二人份）

花椰菜飯⋯⋯⋯160 公克

烤火腿（切丁）⋯⋯⋯60 公克

洋蔥（切成細末）⋯⋯⋯1/2 顆（100 公克）

蘑菇（切成薄片）⋯⋯⋯4 朵（40 公克）

蛋⋯⋯⋯4 顆

牛奶⋯⋯⋯2 大匙

橄欖油⋯⋯⋯1 大匙

番茄醬⋯⋯⋯2 大匙

鹽、胡椒⋯⋯⋯各少許

奶油⋯⋯⋯10 公克

作法

1. 在煎鍋裡倒入橄欖油開中火加熱，放入洋蔥拌炒，再加入蘑菇和烤火腿拌炒。加入花椰菜飯繼續翻炒，倒入番茄醬拌炒均勻。用鹽和胡椒調味，裝盤。

2. 在碗裡將蛋打散，加入牛奶、鹽和胡椒充份混合均勻。在煎鍋裡放入奶油，開中火加熱，將蛋液倒入像製作煎蛋一樣稍微拌炒一下。當蛋液不再流動、呈現濃稠狀態時立即關火，蓋在步驟 1 的炒飯上。

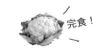
完食！

軟嫩的滑蛋與番茄口味的花椰菜飯搭配真是一絕。因為省了用蛋包裹白飯的工夫，所以輕易就能完成。

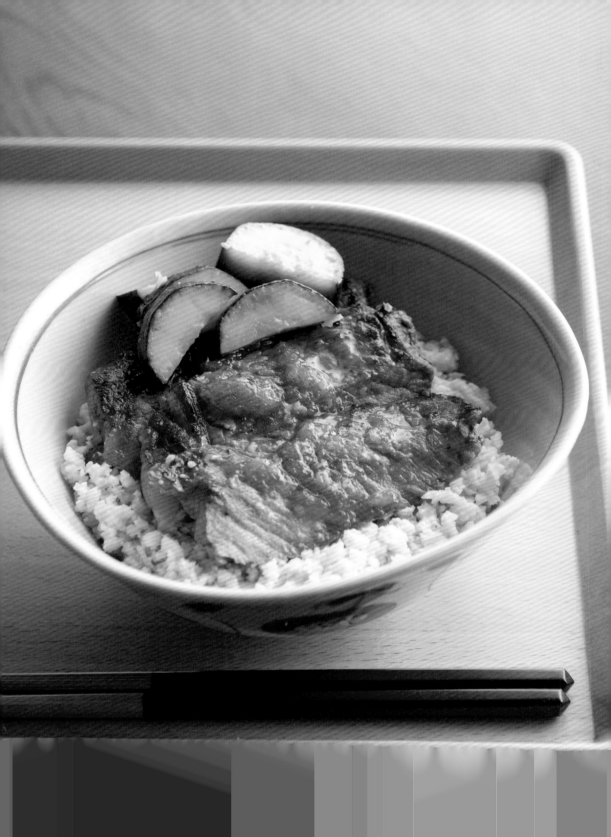

牛排蓋飯

〔一人份〕含醣量 10.7 公克／熱量 373 卡

因為低醣所以很適合當成減肥餐。
而且還能攝取到充份的蛋白質！

材料（二人份）

花椰菜飯········160 公克

牛排肉（去筋）········100 公克 X 2 片

櫛瓜（切成半月型片狀）········100 克（1/2 條）

米酒········1 大匙

鹽、胡椒········各少許

橄欖油········1 大匙

〔醬汁〕

A
- 洋蔥泥········2 大匙
- 橄欖油········1 又 1/2 大匙
- 醬油········1 大匙
- 砂糖········1 大匙
- 檸檬汁········1 小匙
- 鹽、胡椒········各少許

作法

1. 將牛肉自冰箱取出，灑上鹽和胡椒，靜置約三十分鐘。

2. 將材料 A 充份混合均勻為醬汁。

3. 在煎鍋裡倒入 1/2 大匙的橄欖油開中火加熱，放入牛肉煎到適當的火候後翻面，加入米酒續煎，煎到三分熟，取出切成四至五等份備用。

4. 在煎鍋裡倒入剩餘的 1/2 匙橄欖油加熱，將櫛瓜放入鍋中拌炒，加入鹽和胡椒調味。

5. 將花椰菜飯（一人份）放入微波爐加熱一分三十秒，之後盛盤。將步驟 3 的牛排擺在飯上，再放上步驟 4 的櫛瓜。要吃的時候再淋上醬汁。

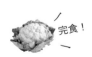

完食！

選用紅肉吃起來很有飽足感。搭配洋蔥做的醬汁真是美味！

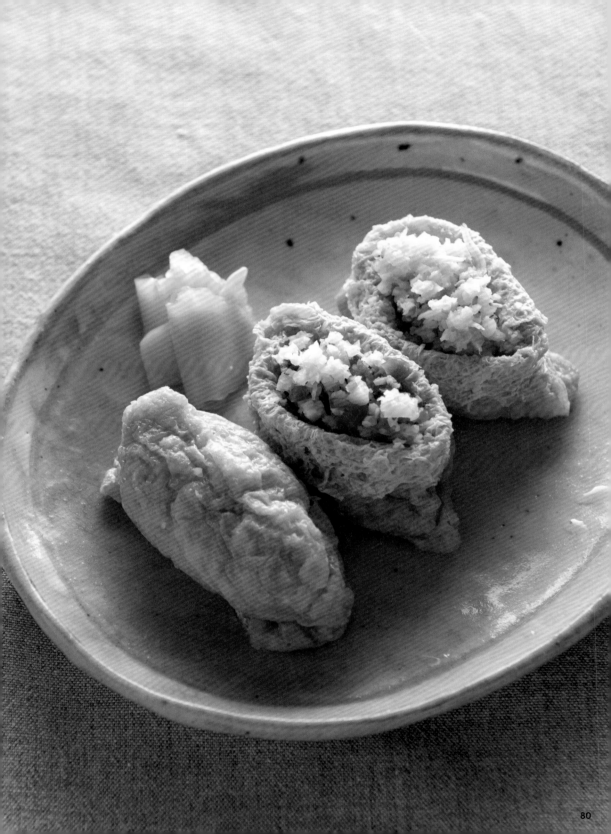

稻荷壽司雙拼

〔一人份〕（吻仔魚、芝麻）含醣量 7.1 公克／熱量 131 卡

（紫蘇、梅乾）含醣量 7.3 公克／熱量 102 卡

餡料有兩種。
鹹甜的滋味教人一吃就上癮！

材料（二人份）

〔壽司飯〕

花椰菜飯………160 公克

壽司醋………2 大匙

油豆腐………3 塊

水………100 毫升

日式高湯粉（顆粒）………1 小匙

醬油………1 又 1/2 大匙

砂糖………1 又 1/2 大匙

味醂………1 又 1/2 大匙

A ┌ 炒白芝麻………1 大匙
  └ 吻仔魚（熟）………40 克

B ┌ 紫蘇（切絲）………2 片
  └ 脆梅（去核，切丁）………3 顆（20 公克）

醃薑片（視情況）………適量

作法

1. 將油豆腐對半切開，將中心挖空，呈口袋狀。在鍋裡倒入高湯粉和水加熱，煮沸後再加入醬油、砂糖和味醂煮沸，然後放入豆皮熬煮，煮完直接放涼。

2. 製作壽司飯。將花椰菜飯（一人份）放入微波爐加熱一分三十秒，之後加入壽司醋混合拌勻，放涼，分成兩份。

3. 將步驟 2 的壽司飯各別與材料 A 和材料 B 相混合。

4. 將步驟 1 的豆皮輕輕瀝乾水份，將步驟 3 的壽司飯各分成三等份，塞入豆皮裡。盛盤，擺上醃薑片。

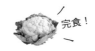
完食！

對喜愛稻荷壽司的人來說真是一大福音。帶有醋飯風味的花椰菜飯吃起來像沙拉一樣，美味可口。

豆漿羹飯

〔一人份〕含醣量 **7.3** 公克／熱量 163 卡

可以讓胃暖和起來，當宵夜也沒問題。

材料（二人份）

花椰菜飯………120 公克

無糖豆漿………400 毫升

油豆腐………1/2 塊（15 公克）

乾燥的櫻花蝦………1 大匙（3 公克）

柴魚片………1 小匙

紫蘇（切絲）………1 片

鹽………1 小匙

醋………2 小匙

芝麻油………1 小匙

作法

1. 將油豆腐放入烤箱內烤到酥脆，再切成條。

2. 在容器裡放入鹽和醋混合均勻，再加入花椰菜飯。

3. 在鍋裡倒入豆漿開火加熱，當煮熱尚未沸騰之際一次倒進步驟 2 的容器裡。將步驟 1 的油豆腐、櫻花蝦、柴魚片和紫蘇擺上，再淋上芝麻油。

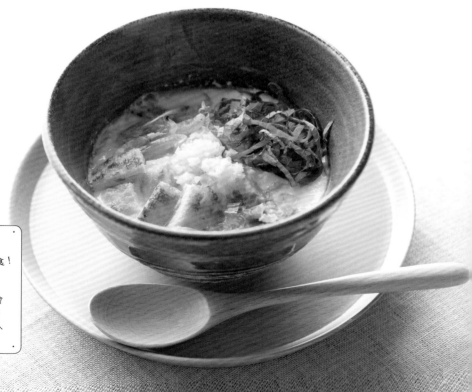

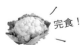 完食！

加了醋的豆漿會呈現濃稠狀態。豐富的用料讓人吃得心滿意足。

雞肉湯飯

〔一人份〕含醣量 **4.6 公克**／熱量 80 卡

用低醣高蛋白的雞胸肉來補充營養

材料（二人份）

花椰菜飯⋯⋯⋯120 公克

雞胸肉（去筋）⋯⋯⋯2 片（80 公克）

生薑（切薄片）⋯⋯⋯2 片

米酒⋯⋯⋯1 大匙

鹽⋯⋯⋯少許

青蔥（切蔥花）、炒白芝麻、生薑泥（市面販售的現成品亦可）⋯⋯⋯各適量

〔醬汁〕

A

- 顆粒雞湯粉⋯⋯⋯2 小匙
- 水⋯⋯⋯500 毫升
- 味醂⋯⋯⋯1 小匙
- 醬油⋯⋯⋯1 小匙
- 鹽⋯⋯⋯少許

作法

1. 在耐熱的容器裡放入雞胸肉和米酒，灑上鹽，擺上薑片，包好保鮮膜放入微波爐裡加熱四分鐘。稍稍放涼後用手將雞肉撕小塊。

2. 在鍋裡放入材料 A 和花椰菜飯，加熱煮三分鐘左右，倒入容器裡，再放入步驟 1 的雞肉，灑上蔥花和芝麻，放上生薑泥即可。

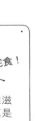

完食！

雞胸肉的淡雅滋味搭配生薑真是相得益彰。宵夜吃也很合適。

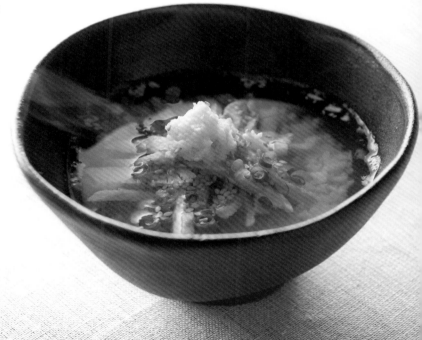

01 用花椰菜飯來製作 低醣便當

用花椰菜飯的食譜來製作便當吧！當連續幾天晚餐都吃外食的時候請一定要試試。

肉片昆布捲便當

〔一人份〕含醣量 16.4 公克／熱量 416 卡

外觀可愛的昆布捲讓人打開便當的那一刻心情也跟著好起來。搭配煎蛋和櫛瓜，色彩更加豐富。

花椰菜飯 80 公克
（添加黑芝麻和醃酸梅）

配合便當尺寸分切！
肉片昆布捲 ▶P.55

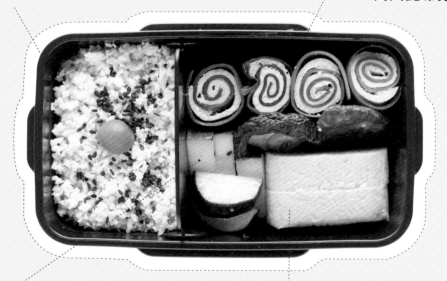

櫛瓜低醣又有口感
炒櫛瓜 ▶P.78
（牛排蓋飯的配菜）

少糖少鹽的淡雅滋味
煎蛋捲〔材料（二人份）‧ 作法〕
在三顆打散的蛋液裡加入 1 小匙砂糖和少許鹽巴充份混合。在煎鍋裡倒入 1 小匙的沙拉油開中火加熱，先將蛋液的 1/3 倒入鍋裡。當蛋液凝固時，將蛋由外向內側捲起。依同樣的步驟再加入 1/3 的蛋液煎熟捲起，反覆三次。切成方便入口的大小。

雞肉照燒便當

〔一人份〕含醣量 20.6 公克／熱量 510 卡

將甜甜辣辣的照燒蓋在花椰菜飯上。
還可以利用水煮蛋或小番茄輕鬆增添菜色。

低醣低卡，減肥良伴
水煮蛋

前一天晚餐多做點，早上
只要裝進便當就完成了。
照燒雞肉 ▶**P.35**

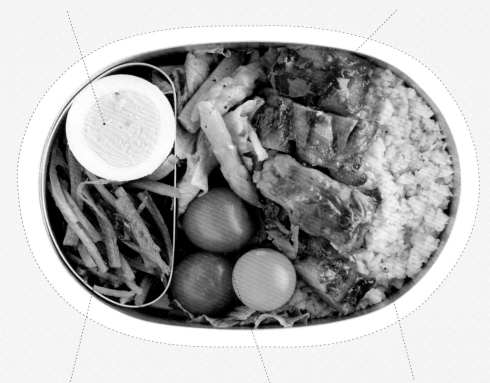

牛蒡的膳食纖維對於消除便祕很有效
炒牛蒡絲〔材料（二人份）・作法〕
在煎鍋裡倒入 1/2 大匙的芝麻油開中火加
熱，加入 1/2 根切成絲的牛蒡以及 1/2 根
去籽切成小段的辣椒下去一起拌炒。牛蒡
炒熟後加入味醂、米酒和醬油各 1/2 大匙
繼續翻炒，直到湯汁略略收乾為止。

蘆筍讓減肥時期依舊充滿活力
涼拌萵苣蘆筍 ▶**P44**
（添加小番茄）

花椰菜飯
80 公克

炒飯便當

〔一人份〕含醣量 **18.2** 公克／熱量 **585** 卡

花椰菜飯不像白飯那樣會變得濕濕軟軟
的，即使冷掉了也一樣好吃，所以做成炒
飯帶便當也很合適。

和熱炒超搭的清爽配菜
涼拌蘿蔔絲（1/4 的份量）▶P.54
（柚子胡椒蒸雞胸的配菜）

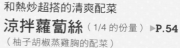
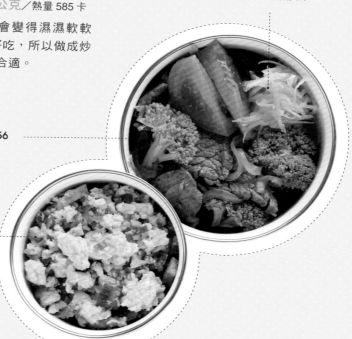

為努力打拼的一天充電
綠花椰炒牛肉 ▶P.56
（添加番茄）

吃得飽又低醣
肉片炒飯 ▶P.70

米沙拉便當

〔一人份〕含醣量 **6.7** 公克／熱量 **264** 卡

對於有點減肥倦怠的人來說，這是值得推
薦的超級低醣菜單，而且低卡。

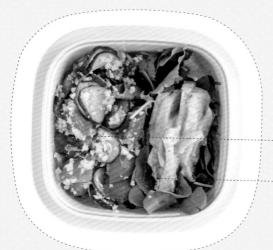

湯汁瀝乾後再裝進容器裡
番茄黃瓜義式米沙拉 ▶P.100

只要把雞肉預先蒸好就是方便的便當菜色。
雞肉米沙拉佐芝麻醬 ▶P.96
（在雞胸肉裡添加了嫩葉生菜）

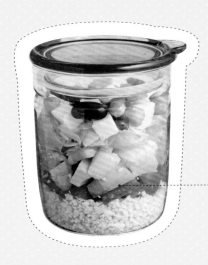

瓶裝沙拉便當

〔一人份〕含醣量 **10.9** 公克／熱量 438 卡

將花椰菜飯沙拉裝在瓶子裡做成便當。因為不能保存太久，所以建議早上裝好中午就要立即食用。

先把醬汁淋上會更加入味
蝦仁酪梨科布沙拉 ▶**P.99**

燜燒罐便當

〔一人份〕含醣量 **23.3** 公克／熱量 510 卡

帶有湯汁的燉番茄和花椰菜飯一起放進燜燒罐裡。因為不會像白飯那樣變得軟爛，所以可以一直維持美味。

裝進燜燒罐裡就可以暖暖地享用了。
番茄蕈菇燉雞胸 ▶**P.43**
（放入花椰菜飯）

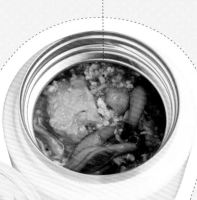

蔬菜豐富的配菜用另外的容器裝盛。
高麗菜絲涼拌沙拉 ▶**P.40**

建議可以預先做起來備用
醃甜椒（1/4 的份量）▶**P.47**

花椰菜這樣直接食用也行
咖哩花椰泡菜（1/4 的份量）▶**P.102**

Part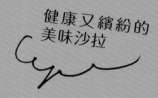

03

健康又繽紛的
美味沙拉

是主菜也是配菜！
又健康又有份量的
米沙拉

色彩繽紛、新潮時尚而且還能攝取均衡營養的沙拉，通常是 IG
網上爭相討論的人氣菜單。如果是採用變化豐富的花椰菜飯來
製作米沙拉，那麼就算每天吃也不會膩。

＊如果在意花椰菜飯的生臭味，請用微波爐加熱三十秒左右。

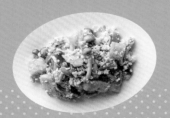
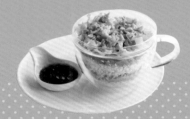
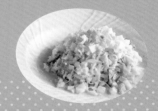

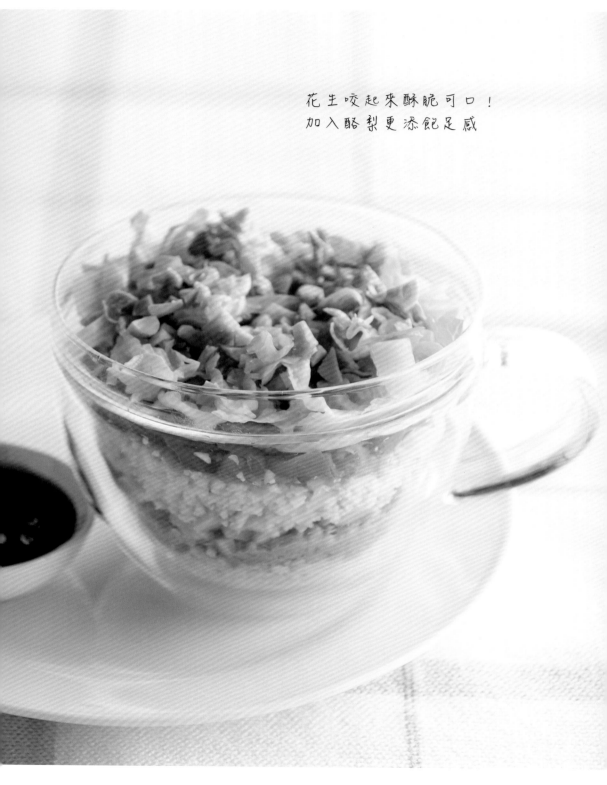

花生咬起來酥脆可口！
加入酪梨更添飽足感

花生酪梨鮪魚米沙拉

〔一人份〕含醣量 6.2 公克／熱量 269 卡

材料（二人份）

花椰菜飯………160 公克

鮪魚罐頭（瀝乾水份）………1 罐（80 公克）

酪梨（切成一公分小丁）………1/2 顆（80 公克）

花生（切成顆粒）………5 顆（3 公克）

小番茄（切成一公分小丁）………5 顆（50 公克）

萵苣（切成一公分小塊）………1 片（30 公克）

〔醬汁〕

A
- 沙拉油………1 又 1/2 大匙
- 洋蔥（切成泥）………1 大匙
- 果醋………1 大匙
- 醬油、砂糖………各 1/2 小匙
- 鹽………1/3 小匙

作法

1. 將酪梨灑上少許檸檬汁（額外）防止變色。
2. 將材料 A 混合均勻為醬汁。
3. 在碗裡依序放入一半的花椰菜飯、鮪魚和酪梨。然後將剩餘的花椰菜飯放入，再擺上小番茄、萵苣和花生。
4. 要吃之前先淋上醬汁，充份拌勻後再吃。

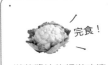

完食！

洋蔥醬汁的好滋味讓人吃了還想再吃！邊吃邊淋醬，可以享受到不一樣的口感。

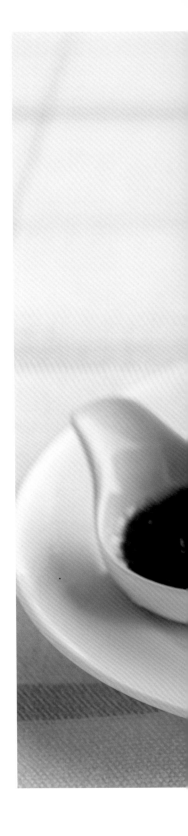

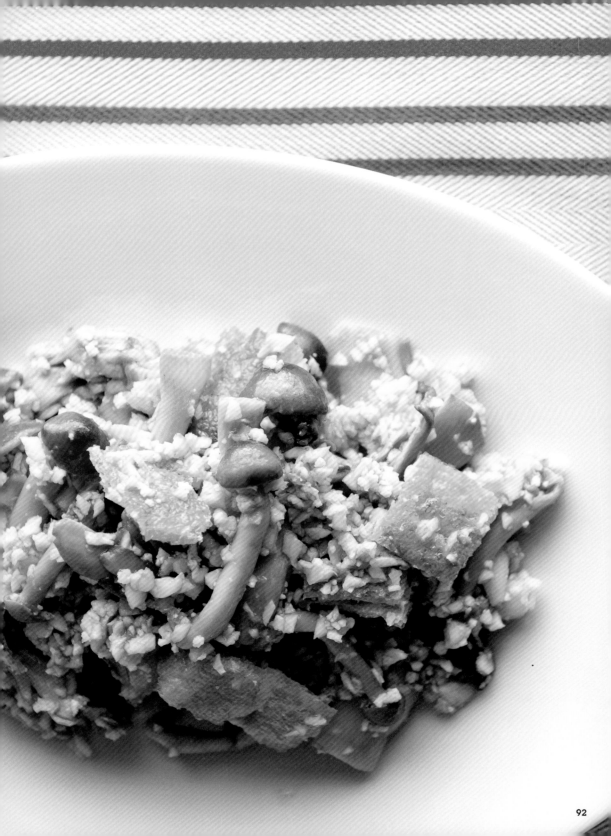

蕈菇油豆腐起司米沙拉

〔一人份〕含醣量 **4.5 公克**／熱量 238 卡

蕈菇稍稍汆燙一下，再淋上用義大利陳年黑醋
做的醬汁，先把醬汁淋上會更加入味。

材料（二人份）

花椰菜飯………100 公克

蕈菇（鴻喜菇 1/2 株、舞菇 1/2 袋、杏鮑菇 1 根等等）
………全部 200 公克

油豆腐………1 塊（30 公克）

帕馬森起司………2 大匙

〔醬汁〕

A
├ 橄欖油………2 大匙
├ 義大利陳年黑醋………1 大匙
├ 蒜泥（市售現成的亦可）………1/2 大匙
├ 鹽………1/2 小匙
└ 胡椒………少許

作法

1. 將鴻喜菇的底部切除，拆成小朵。將舞菇撕成容易入口的大小。將杏鮑菇切絲。將這些處理好的蕈菇放在滾水裡汆燙一分鐘左右，然後放在篩子上放涼。將油豆腐放進烤箱裡烤到酥脆，切成一口大小。

2. 將材料 A 充份混合均勻。

3. 在盤裡放入花椰菜飯、步驟 1 的蕈菇以及帕馬森起司混合，淋上醬汁後再充份拌勻。

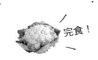

完食！

起司搭配油豆腐是
全新的組合。滿滿的
蕈菇含醣量低，吃起
來很有飽足感。

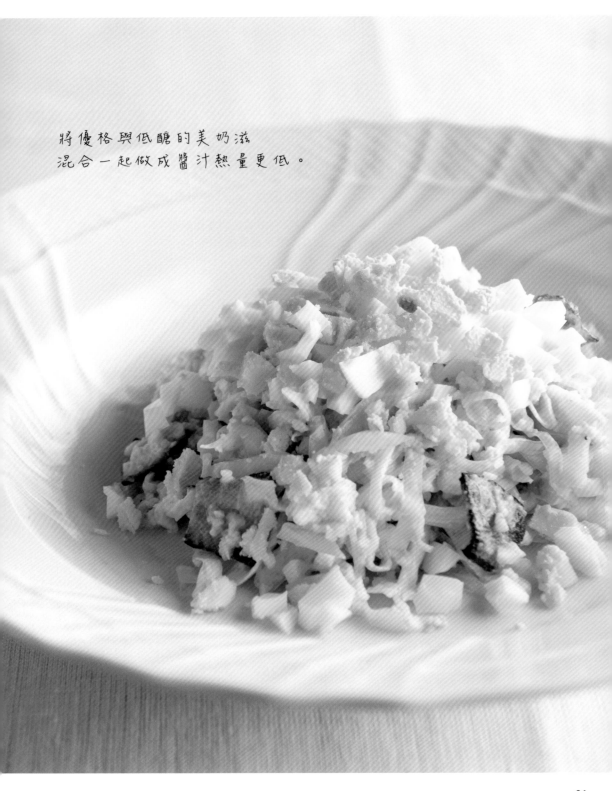

將優格與低醣的美奶滋
混合一起做成醬汁熱量更低。

高麗菜培根蛋沙拉
（Mimosa Salad）

〔一人份〕含醣量 **4.6 公克**／熱量 257 卡

材料（二人份）

花椰菜飯‥‥‥‥‥100 公克

高麗菜（切絲）‥‥‥‥‥3 片（150 公克）

培根（切成一口大小）‥‥‥‥‥3 片（60 公克）

蛋（水煮後切丁）‥‥‥‥‥1 顆

〔醬汁〕

A
- 美乃滋‥‥‥‥1 又 1/2 大匙
- 優格‥‥‥‥1 又 1/2 大匙
- 鹽‥‥‥‥1/3 小匙
- 胡椒‥‥‥‥少許

作法

1. 在不放油的煎鍋裡將培根煎到酥脆。

2. 將材料 A 混合。

3. 在盤裡放入花椰菜飯、高麗菜和步驟 1
   的培根混合均勻，淋上醬汁再拌勻。盛
   盤，將蛋放在頂端。

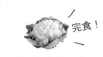

完食！

濃郁的醬汁吃來滑
潤順口。脆脆的培
根吃起來更有畫龍
點睛的滋味。

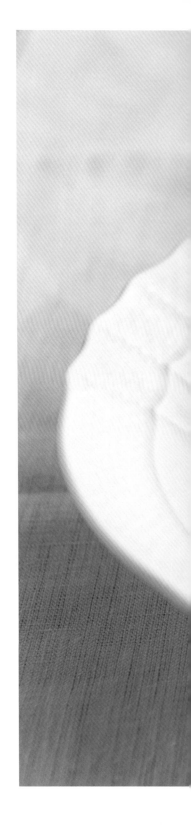

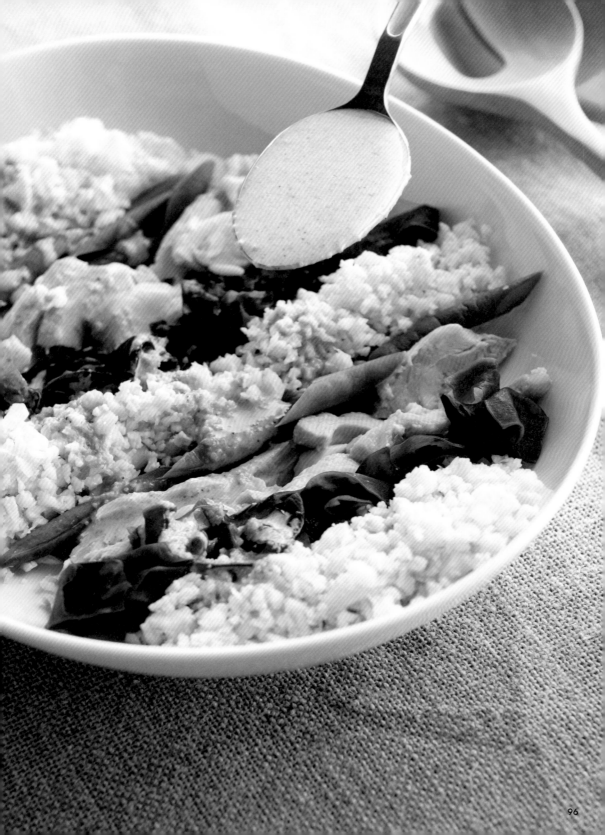

雞肉米沙拉佐芝麻醬

〔一人份〕含醣量 3.6 公克／熱量 235 卡

用微波爐蒸熟的雞胸肉
可以增加飽足感

材料（二人份）

花椰菜飯………100 公克

雞胸肉（去除皮和脂肪）………90 公克

四季豆（汆燙後斜切）………5 根（50 公克）

海帶芽（乾海帶芽先用水泡發）………2 公克

薑（切片）………1 片（10 公克）

米酒………1 大匙

鹽………1/2 小匙

〔芝麻醬〕

A
- 美乃滋………3 大匙
- 炒白芝麻………1 又 1/2 大匙
- 醬油………2 小匙
- 醋………1 小匙
- 砂糖………1/2 小匙

作法

1. 將雞肉用耐熱的器皿裝盛，灑上米酒和鹽，擺上薑片，用保鮮膜包好放入微波爐或電鍋裡加熱三分鐘。時間到後繼續留在微波爐裡放到涼，用餘熱讓內部燜到熟透，取出用手撕成絲。

2. 將材料 A 混合均勻。

3. 將花椰菜飯、四季豆、步驟 1 的雞絲和海帶芽依序裝入容器裡。要吃之前淋上芝麻醬，全部拌勻後再吃。

完食！

利用餘熱煮熟的雞胸肉完全不會乾柴。搭配芝麻醬也很適合。

涮肉片拌米沙拉

〔一人份〕含醣量 **4.1 公克**／熱量 **224 卡**

水煮豬肉健康滿分。再搭配山葵的清新滋味

材料（二人份）

花椰菜飯⋯⋯⋯100 公克

豬肉片（涮涮鍋用）⋯⋯⋯150 公克

蘿蔔（切絲）⋯⋯⋯30 公克

京水菜（切成容易入口大小）⋯⋯⋯50 公克

紫蘇葉（切絲）⋯⋯⋯4 片

〔醬汁〕

A ┌ 果醋⋯⋯⋯3 大匙
　└ 山葵泥（市售的現成品亦可）⋯⋯⋯少許

作法

1. 將豬肉放入沸騰的滾水中快速燙熟，然後泡在冷水裡，再把水瀝乾。切成容易入口的大小。

2. 在盤裡放入花椰菜飯、蘿蔔、京水菜和紫蘇混合均勻。

3. 將材料 A 充份攪拌均勻，直到山葵泥完全溶解為止。

4. 將步驟 2 的材料盛盤，擺上步驟 1 的豬肉片。要吃之前淋上醬汁後食用。

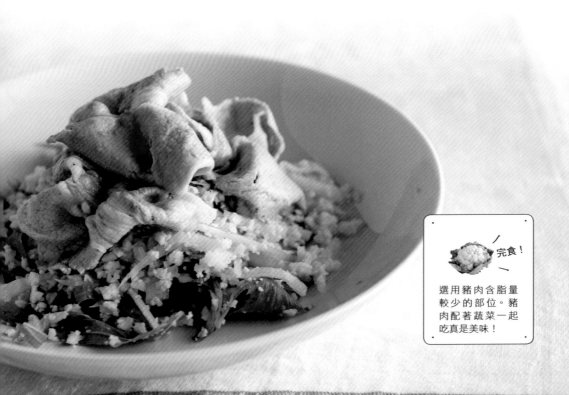

完食！

選用豬肉含脂量較少的部位。豬肉配著蔬菜一起吃真是美味！

蝦仁酪梨科布沙拉

〔一人份〕含醣量 **10.9 公克**／**熱量** 438 卡

用花椰菜飯製作美式經典沙拉

材料（二人份）

花椰菜飯………100 公克

蝦仁（汆燙後切成一公分大小）

………10 隻（60 公克）

酪梨（切成一公分塊狀）

………1/2 顆（80 公克）

綜合豆（冷凍四色豆或喜歡的水煮豆類皆可）

………1 袋（60 公克）

萵苣（切成兩公分大小）………2 片（60 公克）

番茄（切成一公分小丁）………1 顆（150 公克）

加工乳酪（切成一公分塊狀）………60 公克

〔醬汁〕

A

橄欖油………2 大匙

美乃滋………1 大匙

白酒醋（一般醋亦可）………1 小匙

顆粒芥末醬………1 小匙

鹽………1/3 小匙

胡椒………少許

作法

1. 將材料 A 混合均勻。

2. 將花椰菜飯和其他材料依配色一一裝盛擺盤，要吃之前淋上醬汁後充份拌勻再食用。

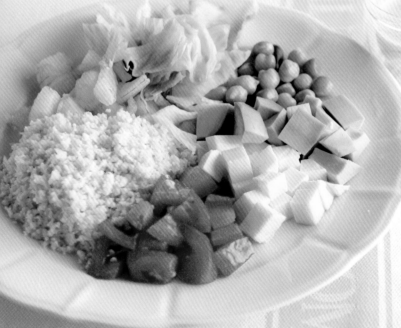

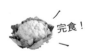 完食！

蔬菜和蛋白質都能充份攝取，一道料理就能滿足兩種需求。

番茄黃瓜義式米沙拉

〔一人份〕含醣量 5.0 公克／熱量 148 卡

簡單卻很美味，真的是一試成主顧！

材料（二人份）

花椰菜飯⋯⋯⋯⋯100 公克

小黃瓜（切片）⋯⋯⋯⋯1 根（100 公克）

番茄（切成兩公分塊狀）⋯⋯⋯⋯1 顆（150 公克）

羅勒葉（撕碎）⋯⋯⋯⋯6 片

〔醬汁〕

A
┌ 橄欖油⋯⋯⋯⋯2 大匙
│ 白酒醋（一般醋亦可）⋯⋯⋯⋯1 大匙
│ 鹽⋯⋯⋯⋯1/2 小匙
└ 胡椒⋯⋯⋯⋯少許

作法

1. 將材料 A 混合均勻。

2. 在碗裡放入花椰菜飯、小黃瓜、番茄和羅勒葉混合均勻，淋上醬汁後再充份拌勻。

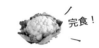

完食！

雖然用的是一般的醋，卻十分美味。加了羅勒後滋味就像餐廳賣的一樣。

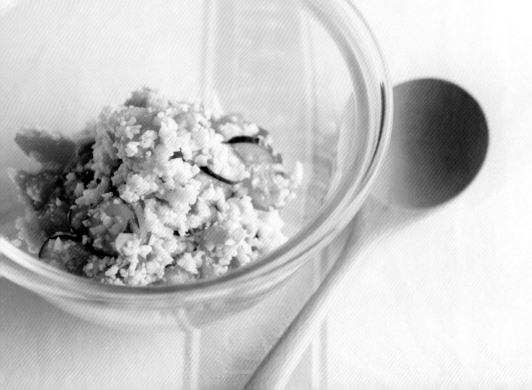

檸檬鮭魚米沙拉

〔一人份〕含醣量 **2.3** 公克／熱量 **91** 卡

檸檬和鮭魚可以讓女生青春永駐

材料（二人份）

花椰菜飯………100 公克

煙燻鮭魚（切成容易入口大小）

………8 片（80 公克）

洋蔥（切薄片）………20 公克

番茄（切兩公分小塊）………1/2 顆

橄欖（切片）………4 顆

嫩葉生菜………50 公克

橄欖油………2 大匙

鹽………1/3 小匙

胡椒………少許

檸檬汁………1 小匙

作法

1. 在盤裡放入花椰菜飯、煙燻鮭魚、洋蔥、番茄和橄欖，再加入橄欖油、鹽和胡椒一起混合均勻。

2. 將嫩葉生菜用容器裝盛，擺上 步驟 1 的食材。要吃之前再灑上檸檬汁。

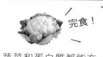

完食！

蔬菜和蛋白質都能充份攝取，一道料理就能滿足兩種需求。

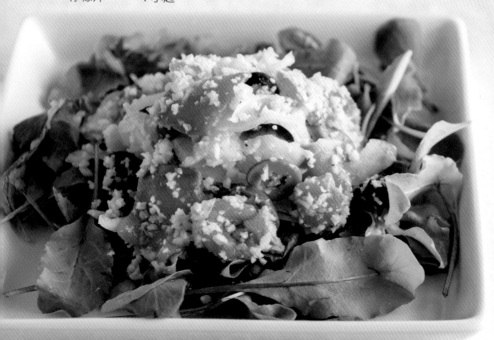

O2 直接使用花椰菜
做成的配菜

以下介紹的食譜不將花椰菜做成米飯的形狀，而是直接用來做配菜。用它來當做花椰菜飯菜單的配菜也很適合哦！

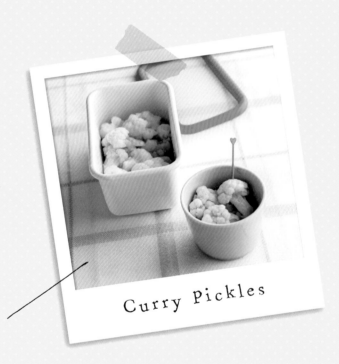

Curry Pickles

適合先做起冷藏，帶便當也很方便

咖哩花椰泡菜

〔一人份〕含醣量 3.4 公克／熱量 28 卡

材料（二人份）
花椰菜（分成小朵汆燙好）
…………130 公克（1/4 株）
白酒醋（一般醋亦可）…………60 毫升
水…………40 毫升
砂糖…………10 公克
鹽…………1/3 小匙
咖哩粉…………1/2 大匙

作法
1. 在鍋裡倒入白酒醋、水、砂糖和鹽開火加熱，
2. 砂糖溶解後關火，加入咖哩粉拌勻後放涼。
3. 在保存的容器裡放入花椰菜，淋上步驟 1，放置
   冰箱一個小時以上等待醃漬入味。

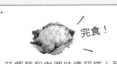 完食！

花椰菜和咖哩味道超搭！預
先做好，肚子有點餓的時候
也可以拿來當點心吃。

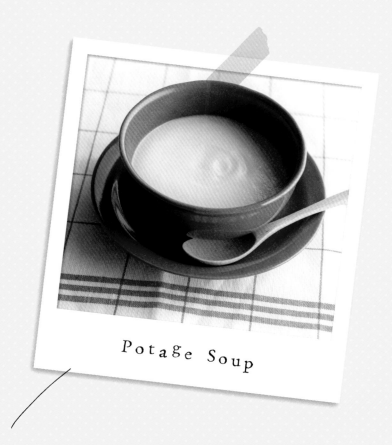

Potage Soup

不論冷熱都很好喝！

花椰菜濃湯

〔一人份〕含醣量 **3.8 公克**／**熱量 76 卡**

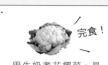
完食！

用牛奶煮花椰菜，是
一道可以享受食材原
味的湯品。

材料（方便製作的量，四杯的份量）

花椰菜（分成小朵汆燙好）…………300 公克
奶油…………15 公克
牛奶…………150 毫升
水…………50 毫升
高湯塊…………1 顆
鹽…………1/2 小匙
胡椒…………少許

作法

1. 將奶油放入鍋裡開中火加熱，放入花椰
   菜邊炒邊壓碎。加入牛奶、水和高湯塊
   一起熬煮十五分鐘，再加鹽和胡椒調味
   後放涼。
2. 將步驟 1 的食材放入果汁機或食物調理
   機中打勻，變成滑順濃稠的濃湯。

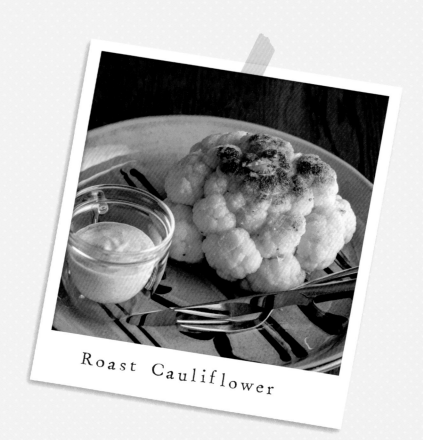

Roast Cauliflower

一端上桌就氣勢十足的一道菜！

香烤花椰菜佐明太子醬

〔一人份〕含醣量 **2.7 公克**／熱量 **106 卡**

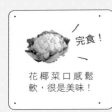

完食！

花椰菜口感鬆軟，很是美味！

材料（方便製作的量，四杯的份量）

花椰菜…………400 公克（1 小株）

明太子…………1/2 條

美乃滋…………2 大匙

橄欖油…………1 大匙

鹽…………1 小匙

水…………100 毫升

作法

1. 在材質較厚且鍋蓋緊密貼合的鍋中放入整株花椰菜（莖的部份朝下），加入 50 毫升的水、鹽和橄欖油。蓋上鍋蓋，開小火蒸二十分鐘左右。如果途中水煮乾了，就再加水（額外）補足。

2. 將花椰菜翻面，將水添到 50 毫升，再蓋上鍋蓋蒸十分鐘左右。用竹籤刺看看莖部，如果可以一下刺穿，就再蒸烤個五分鐘左右。

3. 將步驟 2 的花椰菜裝盤，沾明太子與美乃滋拌成的醬汁一起吃。

看起來就是章魚燒！減肥的時候吃最合適！

花椰菜章魚燒

〔一人份〕含醣量 **9.9** 公克／熱量 156 卡

材料（9 顆的份量）

花椰菜…………180 公克（8~9 小朵）

伍斯特醬（英國辣醋醬油）…………1 大匙

美乃滋…………1 大匙

海苔、紅薑（切丁）…………各適量

作法

1. 在花椰菜上塗上 1/2 大匙的伍斯特醬，放進烤箱內烤十分鐘左右。
2. 將步驟 1 的花椰菜裝盤，再塗上剩餘的伍斯特醬。灑上海苔，淋上美乃滋。將紅薑放在上頭點綴。

完食！

真的是章魚燒的味道。也可以當做搭配啤米酒的小菜或是給小朋友吃的點心。

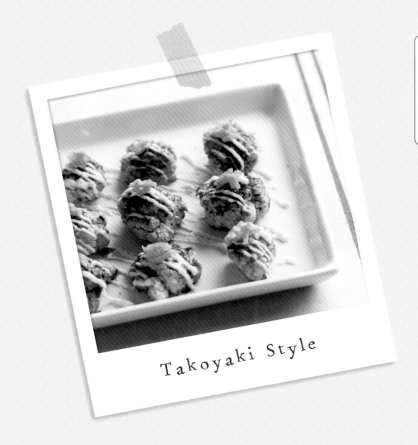

Takoyaki Style

04

吃得過癮又不會有罪惡感!
有飽足感又熱呼呼的
飯食單品

以下要介紹以花椰菜飯為主角的單品菜色。就算做為晚餐的主食吃得飽飽的,仍舊是低醣飲食。不論是填飽肚子還是視覺效果都能讓人心滿意足。

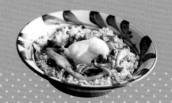 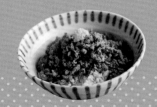 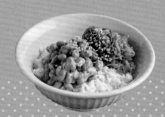

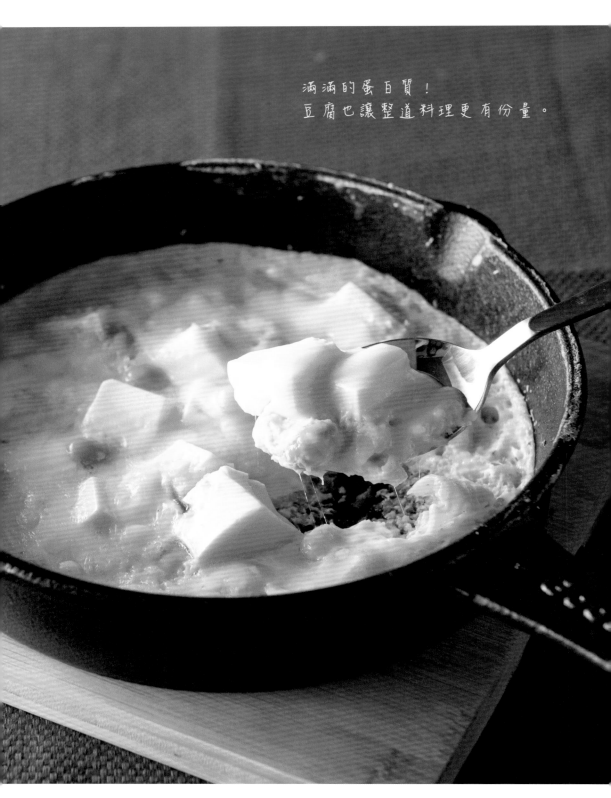

滿滿的蛋白質！
豆腐也讓整道料理更有份量。

豆腐起司雞蛋燉飯

〔一人份〕含醣量 **3.3** 公克／熱量 **266** 卡

材料（二人份）

花椰菜飯⋯⋯⋯100 公克

豆腐（嫩豆腐，瀝乾水份切成兩公分塊狀）

⋯⋯⋯1/2 塊（150 公克）

雞蛋⋯⋯⋯2 顆

起司⋯⋯⋯50 公克

水煮毛豆（冷凍毛豆亦可）⋯⋯⋯16 顆

鹽、胡椒⋯⋯⋯少許

橄欖油⋯⋯⋯1 小匙

作法

1. 在碗裡將雞蛋打散，加入鹽和胡椒。

2. 在煎鍋裡倒入橄欖油開中火加熱，放入
   花椰菜飯翻炒，加入豆腐拌炒均勻。再
   加入起司和毛豆，然後蓋上鍋蓋。

3. 起司溶化後倒入步驟 1 的蛋液，再蓋上
   鍋蓋加熱，待全部煮成糊狀後關火。

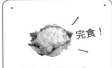

完食！

很快就能完成，
而且美味可口！
起司和雞蛋吃起
來香濃滑順。

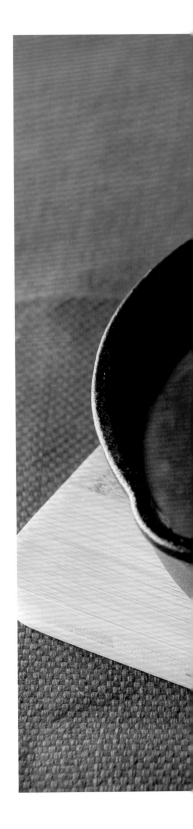

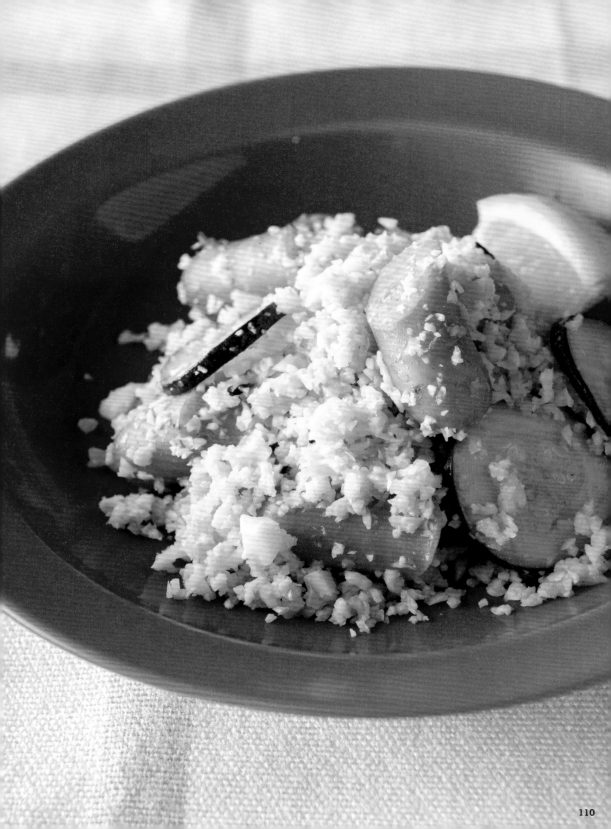

香腸櫛瓜花椰菜飯

〔一人份〕含醣量 5.5 公克／熱量 222 卡

花椰菜飯不先炒過直接涼拌更健康

材料（二人份）

花椰菜飯………160 公克

櫛瓜（切成兩公釐薄片）………1 根（200 公克）

香腸（斜切）………4 根（80 公克）

橄欖油………1 大匙

鹽、胡椒………少許

檸檬汁………1/2 顆的量

檸檬（視情況）………適量

作法

1. 在煎鍋裡倒入橄欖油開中火加熱，放入櫛瓜和香腸翻炒。

2. 將花椰菜飯（一人份）放入微波爐加熱一分三十秒。

3. 在碗裡放入步驟 1 的櫛瓜和香腸以及步驟 2 的花椰菜飯混合，加鹽和胡椒調味。加入檸檬汁後再混合均勻。裝盤，附上檸檬片。

完食！

花椰菜不用火炒更清爽，也很好吃哦。

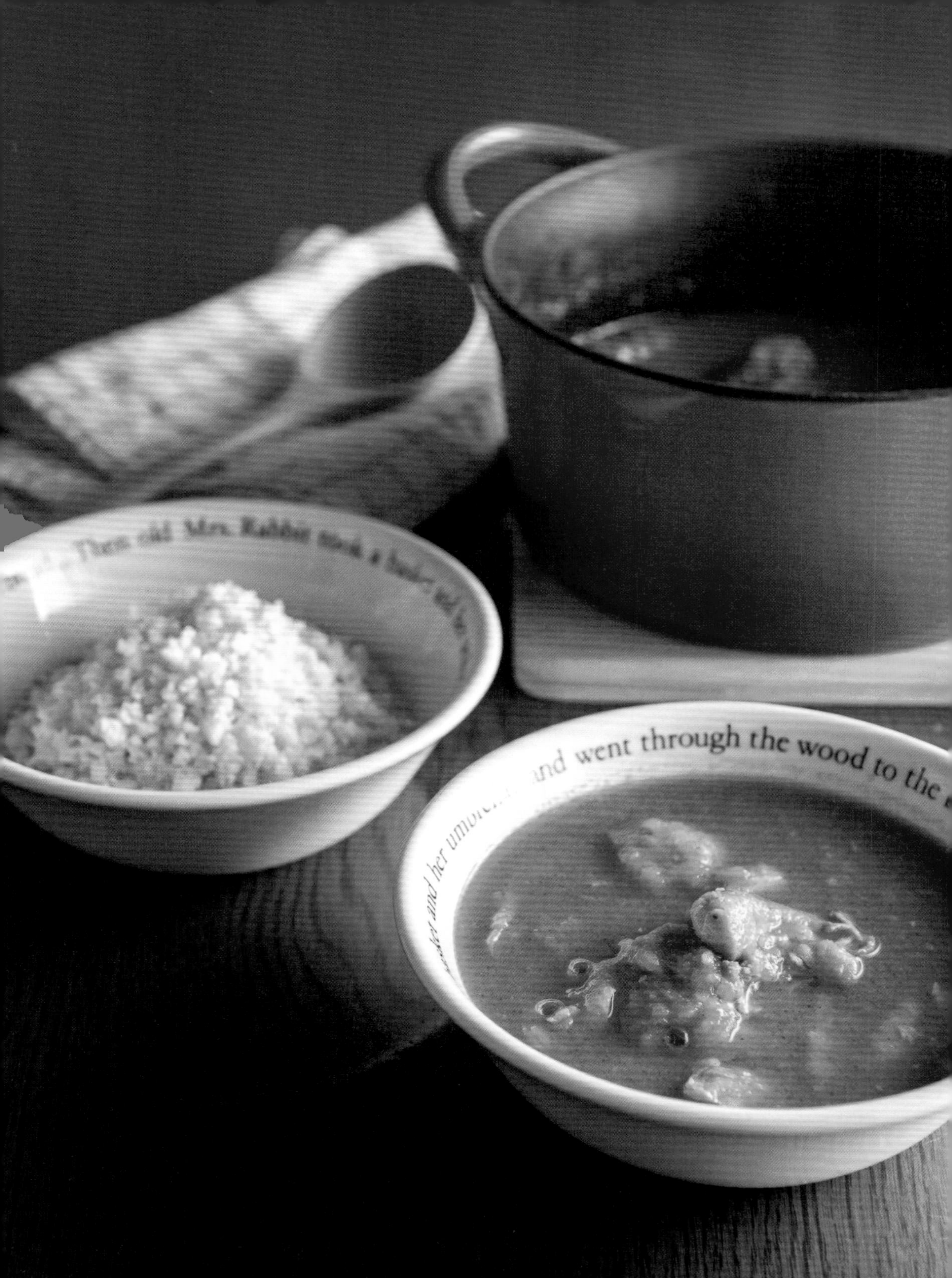
Then old Mrs. Rabbit took a
and went through the wood to the

雞肉湯咖哩配花椰菜飯

〔一人份〕含醣量 **10.4 公克**／熱量 **190 卡**

用番茄汁和咖哩粉做低醣料理

材料（方便製作的量，四人份）

花椰菜飯‧‧‧‧‧‧‧‧320 公克

雞胸肉（去除脂肪和皮，切成容易入口的大小）

‧‧‧‧‧‧‧‧1 塊（250 公克）

洋蔥（切成細末）‧‧‧‧‧‧‧‧1 顆（200 公克）

甜椒（切成不規則塊狀）‧‧‧‧‧‧‧‧1 小顆（80 公克）

蒜（切成細末）‧‧‧‧‧‧‧‧1 瓣（5 公克）

薑（切成細末）‧‧‧‧‧‧‧‧1 瓣（10 公克）

米酒‧‧‧‧‧‧‧‧2 大匙

番茄汁‧‧‧‧‧‧‧‧150 毫升

水‧‧‧‧‧‧‧‧400 毫升

高湯塊‧‧‧‧‧‧‧‧1 塊

咖哩粉‧‧‧‧‧‧‧‧2 大匙

伍斯特醬（英國辣醋醬油）‧‧‧‧‧‧‧‧1 小匙

鹽、胡椒‧‧‧‧‧‧‧‧各少許

橄欖油‧‧‧‧‧‧‧‧1 大匙

作法

1. 將鹽和胡椒灑在雞胸肉上。在煎鍋裡倒入 1 小匙的橄欖油開大火加熱，放入雞肉煎到兩面恰到好處後取出。

2. 在同一個煎鍋裡倒入 2 小匙的橄欖油開中火加熱，放入蒜、薑和洋蔥爆香，再放入甜椒翻炒。將步驟 1 的雞肉倒回鍋中，加入米酒後將全部食材拌炒均勻。

3. 倒入番茄汁和水，放入高湯塊燉煮二十分鐘左右。加入咖哩粉和伍斯特醬再燉煮十分鐘左右，之後加入鹽和胡椒調味。

4. 將花椰菜飯（一人份）放入微波爐加熱一分三十秒，之後取出用容器裝盛，和步驟 3 的湯咖哩一起吃。

完食！

不用咖哩塊也可以做咖哩。加了雞腿肉更添美味。

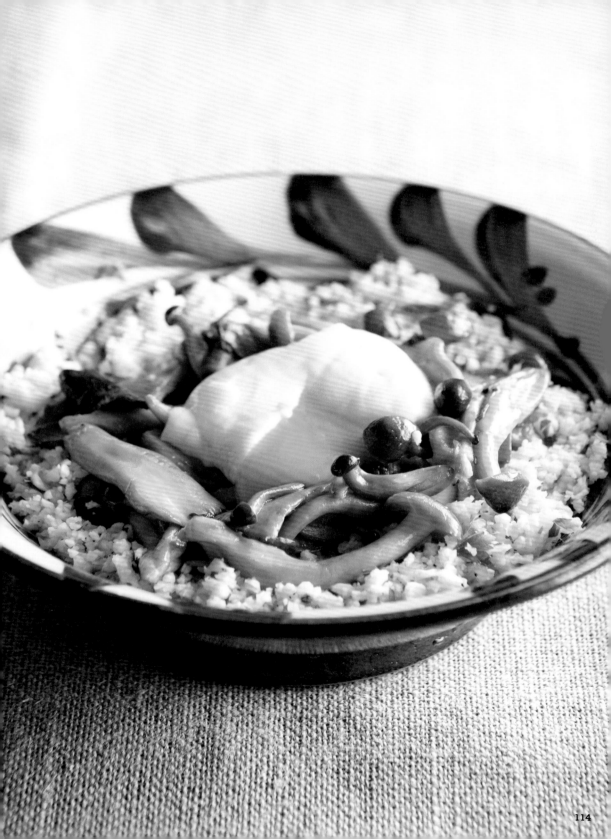

蕈菇溫泉蛋蓋飯

〔一人份〕含醣量 5.3 公克／熱量 181 卡

用醬香奶油和雞蛋調製獨特的風味

材料（二人份）

花椰菜飯‧‧‧‧‧‧‧‧160 公克

蕈菇（鴻喜菇 1/2 株、舞菇 1/2 袋、杏鮑菇 1 根等等）
‧‧‧‧‧‧‧‧一共 200 公克

溫泉蛋‧‧‧‧‧‧‧‧2 顆

蒜（切成細末）‧‧‧‧‧‧‧‧1/2 瓣（2.5 公克）

義大利洋香菜（切成細末）‧‧‧‧‧‧‧‧適量

奶油‧‧‧‧‧‧‧‧15 公克

義大利陳年黑醋‧‧‧‧‧‧‧‧1 小匙

醬油‧‧‧‧‧‧‧‧1 大匙

鹽、胡椒‧‧‧‧‧‧‧‧各少許

作法

1. 將鴻喜菇的底部切除，拆成小朵。將舞菇撕成容易入口的大小。將杏鮑菇切絲。在煎鍋裡放入奶油開小火加熱，放入蒜末爆香，香氣出來後加入處理好的蕈菇翻炒，放入鹽和胡椒調味。加入義大利陳年黑醋混合均勻，再沿著鍋邊淋上醬油。

2. 將花椰菜飯（一人份）放入微波爐加熱一分三十秒。之後取出裝在碗裡，加入義大利洋香菜和胡椒拌勻。

3. 將步驟 2 的花椰菜飯裝盤，放上步驟 1 的炒蕈菇，再擺上一個溫泉蛋。

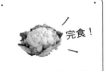

完食！

混入洋香菜和胡椒可以克服花椰菜飯的一成不變。

昆布肉鬆花椰菜飯

〔一人份〕含醣量 **5.4 公克**／**熱量 164 卡**

昆布讓美味更升級！簡單卻很美味

材料（二人份）

花椰菜飯………160 公克
豬絞肉………100 公克
鹹昆布………15 公克
米酒………1 大匙
味醂………1 小匙
生薑末（市售的現成品亦可）………少許

作法

1. 在耐熱容器裡放入豬絞肉、鹹昆布、米酒和味醂混合，用保鮮膜包好放入微波爐裡加熱三分鐘。取出後再全部拌勻。
2. 將花椰菜飯（一人份）放入微波爐加熱一分三十秒，之後取出裝盤。放上步驟1的食材，再放上生薑末點綴。

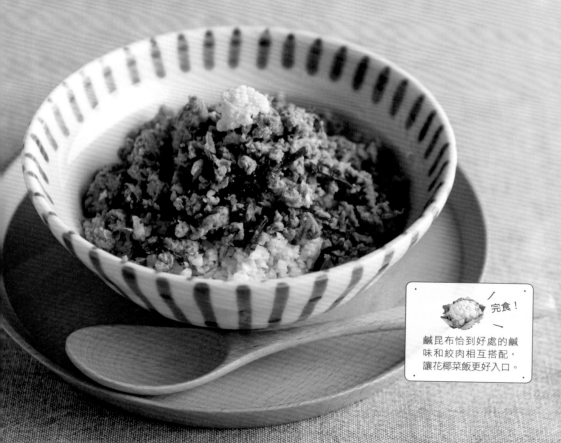

完食！

鹹昆布恰到好處的鹹味和絞肉相互搭配，讓花椰菜飯更好入口。

青椒鮪魚花椰菜飯

〔一人份〕含醣量 4.3 公克／熱量 87 卡

大家都喜愛的「隨意」料理！

材料（二人份）

花椰菜飯………160 公克

青椒（切絲）………2 顆（70 公克）

鮪魚罐頭（瀝乾水份）………1/2 罐（40 公克）

顆粒雞湯粉………2 小匙

芝麻油………1 小匙

鹽………1/3 小匙

作法

在耐熱容器裡放入全部的材料混合，用保鮮膜包好放入微波爐裡加熱三分鐘。

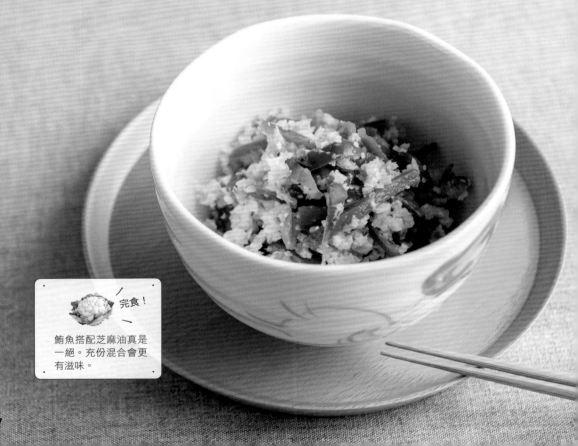

完食！

鮪魚搭配芝麻油真是一絕。充份混合會更有滋味。

毛豆可以增加蛋白質和維生素的攝取

鮭魚毛豆花椰菜飯

〔一人份〕含醣量 **3.3 公克**／熱量 119 卡

材料（二人份）

花椰菜………160 公克

鮭魚片………40 公克

水煮毛豆（冷凍食品亦可）………30 公克

作法

將花椰菜飯（一人份）放入微波爐加熱一分三十秒。加入鮭魚片和毛豆充份混合勻。

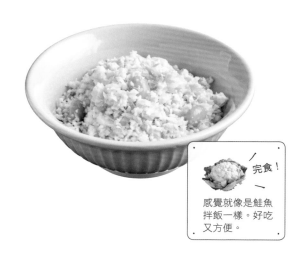

完食！

感覺就像是鮭魚拌飯一樣。好吃又方便。

只要把冰箱裡現有的食材切一切拌勻就完成了！

起司火腿花椰菜飯

〔一人份〕含醣量 **2.5 公克**／熱量 148 卡

材料（二人份）

花椰菜………160 公克

煙燻火腿（切成一公分塊狀）………4 片（60 公克）

加工乳酪（切成一公分塊狀）………40 公克

黑胡椒………少許

作法

將花椰菜飯（一人份）放入微波爐加熱一分三十秒。加入火腿和乳酪混合均勻，灑上黑胡椒。

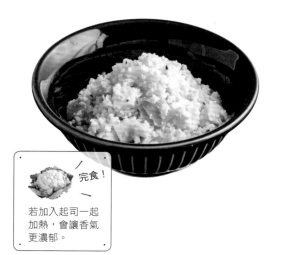

完食！

若加入起司一起加熱，會讓香氣更濃郁。

紫蘇的香氣和色彩讓這道料理添香增色

魚香生薑花椰菜飯

〔一人份〕含醣量 **2.0 公克**／熱量 43 卡

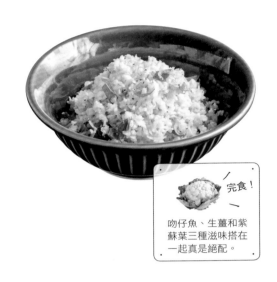

完食！

吻仔魚、生薑和紫蘇葉三種滋味搭在一起真是絕配。

材料（二人份）

花椰菜………160 公克
吻仔魚（熟的，小魚干亦可）………20 公克
生薑（切成細末）………5 公克
紫蘇葉（切成細末）………1 片（1 公克）

作法

將花椰菜飯（一人份）放入微波爐加熱一分三十秒。加入吻仔魚、生薑和紫蘇葉充份混合均勻。

粘粘糊糊的食材對減肥也很有效

納豆海菜花椰菜飯

〔一人份〕含醣量 **4.2 公克**／熱量 89 卡

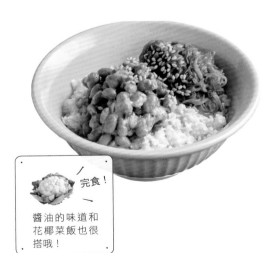

完食！

醬油的味道和花椰菜飯也很搭哦！

材料（二人份）

花椰菜………160 公克
納豆………1 包（50 公克）
海菜………40 公克
炒白芝麻………1 小匙
醬油………1 大匙

作法

將花椰菜飯（一人份）放入微波爐加熱一分三十秒。用容器裝盛，放上納豆和海菜，灑上芝麻和醬油，邊拌邊吃。

O3 用花椰菜飯來 製作低醣甜品

自己做點心就可以自行調整食材的份量，所以我建議減肥的人可以這麼做。不過如果吃太多還是不行！

砂糖只有一點點，很適合減肥的時候吃！

加入花椰菜飯的 義式奶酪

〔一人份〕含醣量 14.8 公克／熱量 202 卡

材料（四杯份）

花椰菜⋯⋯⋯100 公克
牛奶⋯⋯⋯300 毫升
生奶油⋯⋯⋯100 毫升
砂糖⋯⋯⋯40 公克
明膠粉⋯⋯⋯5 公克
水⋯⋯⋯2 大匙
香草精⋯⋯⋯少許
藍莓、鳳梨等喜愛的水果
（視情況）⋯⋯⋯適量

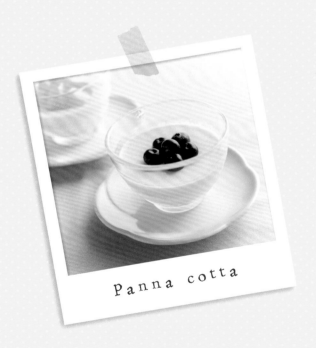

Panna cotta

作法

1. 將明膠粉灑在水裡，靜置十分鐘左右。

2. 在鍋裡倒入牛奶、砂糖和花椰菜飯加熱，沸騰後開小火繼續熬煮三分鐘。加入生奶油混合，當煮滾冒泡時關火，加入步驟 1 的明膠水和香草精混合均勻。

3. 在鍋底放盆冷水一邊攪拌，稍稍變稠的時候就倒入杯裡，放進冰箱裡使其冷卻凝固。放上喜愛的水果裝飾。

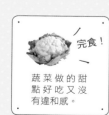

完食！

蔬菜做的甜點好吃又沒有違和感。

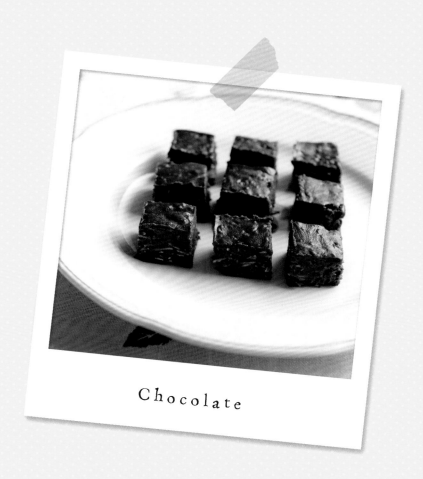

Chocolate

用花椰菜飯增加份量

杏仁巧克力塊

〔一人份〕含醣量 6.6 公克／熱量 84 卡

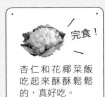

完食！

杏仁和花椰菜飯吃起來酥酥鬆鬆的，真好吃。

材料（九顆巧克力磚的份量）
花椰菜………100 公克
巧克力磚（切碎）………100 公克
可可粉（無糖）………15 公克
杏仁片………20 公克
牛奶………1 大匙

作法

1. 在碗裡放入巧克力磚和可可粉隔水加熱溶解。再加入花椰菜飯、杏仁片、牛奶混合均勻。

2. 在四方型的模型裡倒入步驟 1 的材料，平整表面，包上保鮮膜放置冰箱內四小時左右使其冷卻凝固。去除模型，分切成九等份。

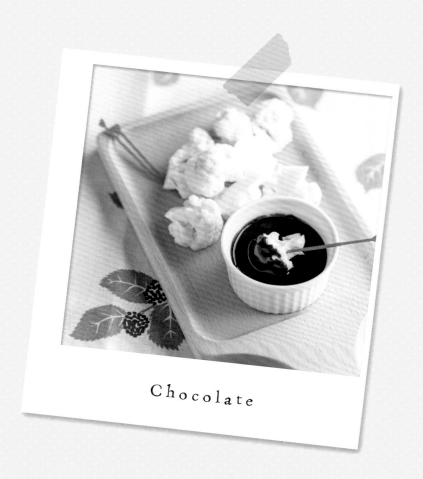

Chocolate

也可以
這麼吃！

巧克力蛋白酥

〔一人份〕含醣量 **15.8 公克**／**熱量 174 卡**

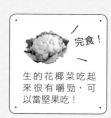

完食！

生的花椰菜吃起來很有嚼勁，可以當堅果吃！

材料（二人份）・作法

1. 在鍋裡放入 50 公克的巧克力磚和 2 大匙的牛奶，開中火加熱讓巧克力溶解。之後繼續攪拌，當呈現光滑的色澤時關火。

2. 將 180 公克（8 到 9 朵）的花椰菜裝在容器裡，附步驟 1 的巧克力醬。用花椰菜沾著步驟 1 的巧克力醬吃。

含醣量索引

以下的索引可以幫助各位查詢本書介紹的食譜各有多少的含糖量。三十多歲到四十多歲的女性如果想要健康減肥又不易復胖的話，減肥過程中每天的醣類攝取量最好維持在 130 公克（主食的含糖量控制在 70 公克）。

如果每日的醣類攝取少於 130 公克就健康的角度而言並無益處。不過最多也不要超過 200 公克（主食含醣量 140 公克）。

含醣量 3 公克以下	含醣量	熱量	頁次
豆芽拌青椒	0.6 公克	53 卡	P41
綠花椰菜拌芥末醬	0.7 公克	61 卡	P50
萵苣核桃沙拉	1.4 公克	162 卡	P53
奶油檸檬旗魚	1.4 公克	255 卡	P57
四季豆佐柴魚香鬆	1.5 公克	13 卡	P44
木耳雞蛋炒肉	1.5 公克	203 卡	P46
蛋花湯	1.7 公克	47 卡	P41
鯤魚炒高麗菜	1.7 公克	60 卡	P36
魚香生薑花椰菜飯	2.0 公克	43 卡	P119
萵苣蘆筍涼拌	2.0 公克	44 卡	P44
胡蘿蔔沙拉	2.2 公克	86 卡	P50
檸檬鮭魚米沙拉	2.3 公克	91 卡	P101
涼拌黃瓜	2.5 公克	18 卡	P47
起司火腿花椰菜飯	2.5 公克	148 卡	P118
香烤花椰菜佐明太子醬	2.7 公克	106 卡	P104
含醣量 3.1~6 公克以下	含醣量	熱量	頁次
義式煎蛋（Frittata）	3.1 公克	247 卡	P66
蒜香炒蝦	3.2 公克	168 卡	P52
鮭魚毛豆花椰菜飯	3.3 公克	119 卡	P118
咖哩花椰泡菜	3.4 公克	28 卡	P102
柚子胡椒蒸雞胸	3.5 公克	130 卡	P54
金針菇湯	3.6 公克	20 卡	P53

含醣量 3.1~6 公克以下	含醣量	熱量	頁次
雞肉米沙拉佐芝麻醬	3.6 公克	235 卡	P96
花椰菜濃湯	3.8 公克	76 卡	P103
菠菜鴻喜菇味噌湯	3.9 公克	46 卡	P37
涮豬肉片米沙拉	4.1 公克	224 卡	P98
納豆海菜花椰菜飯	4.2 公克	89 卡	P119
起司核桃花椰菜燉飯	4.2 公克	208 卡	P64
青椒鮪魚花椰菜飯	4.3 公克	87 卡	P117
高麗菜絲涼拌沙拉	4.4 公克	103 卡	P40
蕈菇油豆腐起司米沙拉	4.5 公克	238 卡	P92
雞肉湯飯	4.6 公克	80 卡	P83
高麗菜培根蛋沙拉（Mimosa Salad）	4.6 公克	257 卡	P94
番茄黃瓜義式米沙拉	5.0 公克	148 卡	P100
蕈菇溫泉蛋蓋飯	5.3 公克	181 卡	P114
昆布肉鬆花椰菜飯	5.4 公克	164 卡	P116
含醣量 3.1~6 公克以下	含醣量	熱量	頁次
香腸櫛瓜花椰菜飯	5.5 公克	222 卡	P110
絞肉咖哩	5.6 公克	186 卡	P61
含醣量 6.1~10 公克以下	含醣量	熱量	頁次
醃甜椒	6.1 公克	31 卡	P47
肉片昆布捲	6.2 公克	141 卡	P55
花生酪梨鮪魚米沙拉	6.2 公克	269 卡	P90
豬肉炒飯	6.3 公克	275 卡	P70
杏仁巧克力塊	6.6 公克	84 卡	P121
米沙拉便當	6.7 公克	264 卡	P86
海鮮番茄燉飯	7.0 公克	138 卡	P65
稻荷壽司（吻仔魚、芝麻）	7.1 公克	131 卡	P80

含醣量 6.1~10 公克以下	含醣量	熱量	頁次
稻荷壽司（紫蘇、梅乾）	7.3 公克	102 卡	P80
豆漿羹飯	7.3 公克	163 卡	P82
豆腐漢堡佐酪梨	7.3 公克	347 卡	P49
薑汁燒肉	7.5 公克	227 卡	P39
番茄黃瓜沙拉	8.0 公克	87 卡	P37
韓式拌飯	8.0 公克	220 卡	P73
照燒雞肉	8.0 公克	321 卡	P35
牛排蓋飯	8.1 公克	526 卡	P78
花椰菜章魚燒	9.9 公克	156 卡	P105
含醣量 10.1 公克以上	含醣量	熱量	頁次
綠花椰炒牛肉	10.1 公克	293 卡	P56
雞肉湯咖哩配花椰菜飯	10.4 公克	190 卡	P112
滑蛋包飯	10.7 公克	373 卡	P76
瓶裝沙拉便當	10.9 公克	438 卡	P87
蝦仁酪梨科布沙拉	10.9 公克	438 卡	P99
墨西哥辣味炒飯	11.1 公克	335 卡	P74
麻婆豆腐蓋飯	12.1 公克	326 卡	P68
番茄蕈菇燉雞胸	12.4 公克	355 卡	P43
蔬菜咖哩	12.6 公克	147 卡	P62
加入花椰菜飯的義式奶酪	14.8 公克	202 卡	P120
巧克力蛋白酥	15.8 公克	174 卡	P122
肉片昆布捲便當	16.4 公克	416 卡	P84
炒飯便當	18.2 公克	585 卡	P86
雞肉照燒便當	20.6 公克	510 卡	P85
燜燒罐便當	23.3 公克	510 卡	P87

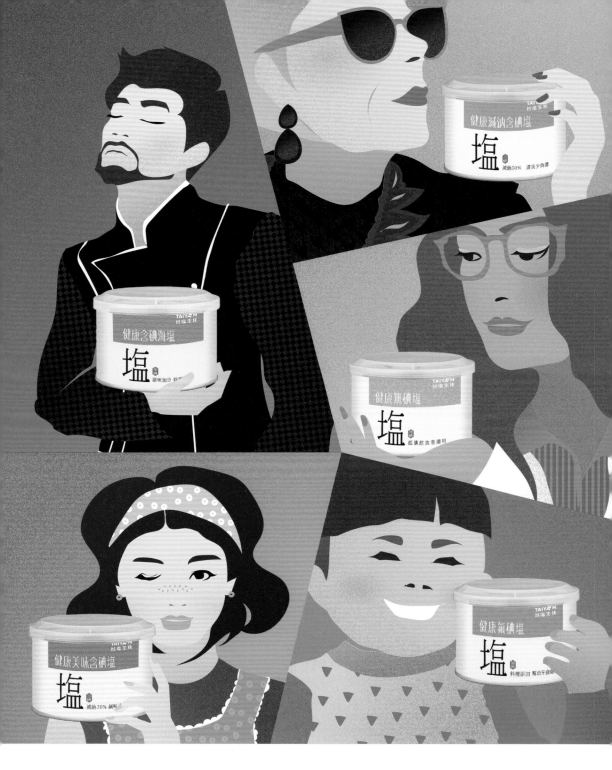

塩味食尚　新裝登場

台塩生技 TAIYEN

| 消費者服務專線 0800-230-990 | 服務網址 www.tybio.com.tw |

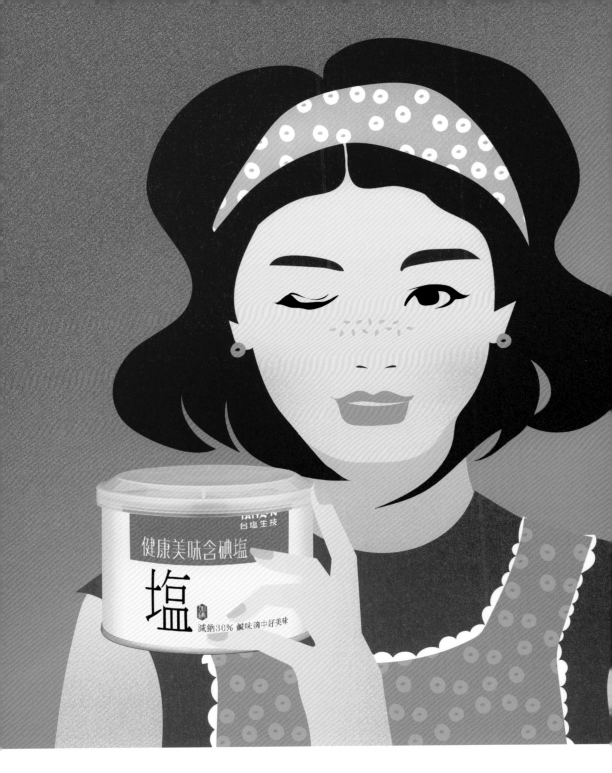

塩味食尚　　新裝登場　　　　　　　　台塩生技 TAIYEN

健康美味含碘鹽　減鈉30%，鹹味適中好美味　│消費者服務專線0800-230-990 │服務網址 www.tybio.com.tw │

花椰菜飯瘦身料理 / 石川美雪作 . -- 初版 . -- 新北市：幸福文化出版：遠
足文化發行 , 2018.10
（滿足館）

ISBN 978-986-96869-1-4(平裝)
1. 健康飲食 2. 蔬菜 3. 食譜

411.3   107014560

0HAP0049

花椰菜飯瘦身料理

料理示範：石川美雪	出版總監：黃文慧
專業監修：金本郁男	副 總 編：梁淑玲、林麗文
翻 　 譯：婁愛蓮	主 　 編：蕭歆儀、黃佳燕、賴秉薇
責任編輯：黃佳燕	行銷企劃：陳詩婷
封面設計：比比司設計工作室	
內頁排版：王氏研創藝術有限公司	
印 　 務：黃禮賢、李孟儒	

社 　 　 長：郭重興
發行人兼出版總監：曾大福
出 版 者：幸福文化出版
地 　 　 址：231 新北市新店區民權路 108-2 號 9 樓
粉 絲 團：幸福文化
電 　 　 話：（02）2218-1417　　　　　傳 　 真：（02）2218-8057

發 　 　 行：遠足文化事業股份有限公司
地 　 　 址：231 新北市新店區民權路 108-2 號 9 樓
電 　 　 話：（02）2218-1417　　　　　傳 　 真：（02）2218-1142
電 　 　 郵：service@bookrep.com.tw
郵撥帳號：19504465　　　　　　　　客服電話：0800-221-029
網 　 　 址：www.bookrep.com.tw

法律顧問：華洋國際專利商標事務所　蘇文生律師
印製：通南印刷
初版四刷：2019 年 1 月
定 　 　 價：350 元

Original Japanese title: TABETE YASERU! CAULIFLOWER RICE DIET
copyright © Fusosha Publishing, Inc., 2017
Original Japanese edition published by Fusosha Publishing, Inc.
Traditional Chinese translation rights arranged with Fusosha Publishing, Inc.
through The English Agency (Japan) Ltd. and AMANN CO., LTD., Taipei